Mein Kind

klar und bedeutungsvoll

ins Leben begleiten

Klare, stressfreie Erziehung,

einfühlsam, frei und gestaltend

Werkzeugsammlung aus der Schatzkiste

der Telos-Entfaltung

Veronika Seiler

Veronika Seiler:

Seit über 27 Jahren bin ich Mutter, mein Mann und ich haben vier Kinder: Früher ging es schon manchmal chaotisch bei uns zu und es gab Zeiten, die waren ganz und gar nicht stressfrei. Dann habe ich erkannt, worauf es ankommt: Auf mich.

Vor über 25 Jahren habe ich ein Kinderhaus, vor 2 Jahren einen Waldkindergarten gegründet – mittlerweile besuchen 60 Kinder unser Entfaltungs-Haus und 18 Kinder unseren Entfaltungs-Wald. Ich bin Dipl. Sozialpädagogin, habe die Zusatzausbildung zur Individualpsychologischen Beraterin und anschließend zur Familientherapeutin (Telos) gemacht. Ich habe mich eine Zeitlang in Energie-Arbeit weitergebildet. Ich beschäftige mich mit systemischer Arbeit.

Morgens radle ich durch ein kleines Wäldchen und ein paar Wiesen und Felder zu „meinem" Kinderhaus. Wald, See und unser großer Garten sind Orte, an denen ich meine Seele baumeln lasse. Zwischendurch im Alltag spiele ich gerne mal am Klavier, meiner kleinen Harfe oder der Querflöte ein paar Stücke oder frei improvisierte Klänge. Und auch fürs Stricken und Aquarell-Malen habe ich nun wieder mehr Zeit, da die Kinder außer Haus sind – eine schöne Zeit zum Nachdenken...

Wenn ich eines gelernt habe in dieser langen Zeit mit Kindern, dann das: Kinder sind die herzliche Einladung des Lebens an jeden Menschen, sich selbst kennenzulernen und zu entfalten. So ist auch die Pädagogik in meinen Kitas in stetiger Entfaltung: Und weil wir Erwachsenen uns entschieden haben, uns zu entfalten, geben wir den uns anvertrauten Kindern unausgesprochen die Ermutigung, sich ebenfalls zu entfalten.

Ich gebe Coachings für interessierte Familien, Eltern, Mamas und Papas. Ich coache Erzieher*innen, Kinderpfleger*innen und alle, die Kinder begleiten, auch Kita-Teams. Ich gebe Seminare und Fortbildungen zu allen Themen der Telos-Entfaltung.

www.veronika-seiler.de

Mein Kind

klar und bedeutungsvoll

ins Leben begleiten

Klare, stressfreie Erziehung, einfühlsam, frei und gestaltend

Werkzeugsammlung aus der Schatzkiste

der Telos-Entfaltung®

Veronika Seiler

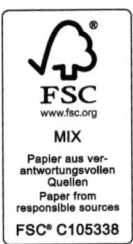

Bibliografische Information der Deutschen Nationalbibliothek:
Die Deutsche Nationalbibliothek verzeichnet diese Publikation in der Deutschen Nationalbibliografie; detaillierte bibliografische Daten sind im Internet über http://dnb.dnb.de abrufbar.

Lektorin: Manuela Karras

Fotos: Veronika Seiler und Telos-Kinderhaus und Telos-Entfaltungswald-Dachsbau

1. Auflage 2022

Herstellung und Verlag: BoD – Books on Demand, Norderstedt

ISBN: 9783756854950

Inhalt

Vorwort

Wenn wir eine Reise antreten, dann planen wir zuerst: Wohin fahren wir? Was wollen wir dort machen? Was müssen wir mitnehmen? Welchen Weg fahren wir, um ans Ziel zu gelangen? Es ist der Plan, an dem wir arbeiten.

Die Zeit einer Familie mit jungen und älter werdenden Kindern gleicht einer Reise. Unsere vier Kinder sind so gut wie selbständig: Mein Mann und ich schauen zurück. Was war das für eine Zeit. Das meiste war wunderschön. Und es gibt auch Dinge, die wir anders gemacht hätten. Manches hätten wir vorab besser planen soll.

Wenn wir Kinder erziehen – dann, wie das Wort schon sagt, ziehen wir am Kind... eine schreckliche Vorstellung für mich. Dieses gebräuchliche Wort bedarf dringend einer Umgestaltung: Wenn wir Kinder auf ihrem Weg ins Leben begleiten - dann ist es wundervoll, zuerst den Plan zu gestalten. Das Kind selbst lassen wir vollkommen in Ruhe... sein Leben leben. Am Plan können wir basteln und (heilend) werkeln, wenn es unsere Aufgabe ist. Dies hat unausgesprochen (heilende) Wirkung auf das Leben des Kindes.

So ist hier eine kleine Sammlung von Werkzeugen entstanden. Die meisten haben zum Thema, vorab zu tun, damit das Kind anschließend selbstständig und selbstbewusst seinen persönlichen Weg ins Leben gehen kann.

Es sind Werkzeuge aus der Schatzkiste der Telos®-Entfaltung, der Name unserer Pädagogik, die wir in unseren Kitas, dem Telos-Kinderhaus und dem Telos-Entfaltungswald-Dachsbau in Utting, leben. Sie sind langjährig erprobt: Die Begleitung von Kindern macht damit große Freude, ist abwechslungsreich, weil sie in jedem Moment und jeder Begegnung einzigartig ist. Sie lädt zur Selbstentfaltung ein.

Viel Freude mit dieser kleinen, feinen Auswahl an Werkzeugen aus der Schatzkiste der Telos®-Entfaltung wünscht

Veronika Seiler, Utting im November 2022

Klarheit wann, wo, wie?

Der Tipp ist nicht neu: Im Umgang mit Kindern sollen wir klar sein. Nur – wie geht das? Viele Eltern und Pädagog*innen gehen davon aus, dass sie sich dem Kind gegenüber absolut klar ausgedrückt haben. Als Beobachterin höre ich jedoch oft anderes – eine chaotische Fülle an Worten, die wohl das innere Chaos an Gefühlen, Ideen, Meinungen des Erwachsenen zum Ausdruck bringen.

Vorhang auf: Es ist Abend. Auf der Bühne sieht man ein mittelchaotisches Badezimmer mit Utensilien von mehreren Familien-angehörigen verschiedenen Alters. Erwachsenen-Handtücher an den Stangen, bunte Kinderhandtücher am Boden, Schlafanzüge verteilt auf den Ablageflächen und auf dem geschlossenen Toilettendeckel, eine mit Zahnpasta beladene Kinderzahnbürste schwebt ziellos in der Hand eines Elternteils, ein Kind lümmelt am Boden herum. Ein sichtlich gestresster Erwachsener, mit roten Wangen, zerrauften Haaren und erhobener Stimme tönt: „Kommst du jetzt zum Zähneputzen oder nicht?!!" Kind, hört „… oder nicht" und bleibt am Boden liegen….

Wir schalten uns 23 Minuten später wieder ein: Das Kind hat inzwischen Tränen in den Augen, steht zwischen den Knien des Erwachsenen eingeklemmt, die Zahnbürste fuhrwerkt vehement im Mund des Kindes herum, die Mimik des Erwachsenen verrät: Erschöpfung, sich abkühlender Zorn, Hilflosigkeit.

Weitere 47 Minuten später: Im Nebenzimmer sind die leisen Schlafgeräusche des Kindes zu hören, im Bad werkelt ein immer noch gestresster und sehr erschöpfter Erwachsener herum und beseitigt das Chaos. Vorhang zu.

Was wir ausgelassen haben: Das Wortgefecht am Abendessens-Tisch zuvor, das anschließende Nicht-Aufräume-Ritual im Wohn- und Kinderzimmer, und nach dem Badezimmer das entgleiste leider nicht ruhige Vorleseritual mit anschließendem Händchenhalten, das viel länger dauerte, weil allerorten Stress und Erschöpfung vorherrschte.

Es gibt Theater-Stücke, die sind einfach nicht sehenswert. Das Geld für die Eintrittskarte hätte man sich sparen können... kennt man doch solche Szenen auch wahrscheinlich selbst zur Genüge.

Zu Hause können es auch folgenden Szenen sein: Geschwisterstreit – Kind trödelt – Kind folgt nicht – Kind hilft nicht, weder nach Ansage, geschweige denn freiwillig – Kind widerspricht – und so weiter. Wie schön, dass es dann auch die anderen Szenen gibt!! Die Schönen!

Tatsächlich fehlt in solch seltsamen Theaterstücken und Zu-Hause-Szenen meist die Klarheit des Erwachsenen.

Was will ich? Was will ich von der Situation? Vom Kind? Von mir? Und: Wann soll was stattfinden? Wer ist für welchen Teilschritt verantwortlich?

Wie fühlt sich das alles an? Die Situation, das Kind? Und ich mich? Fühle ich mich überhaupt noch? Oder habe ich das meiste von mir schon abgeschaltet und bin in den Überlebensmodus gegangen?

Wo muss wer was tun oder ändern?

Bedeutungsvolles Leben

Das Leben bekommt dann Bedeutung, wenn jeder auf seinem Platz für sein eigenes Thema die Verantwortung übernimmt. Dann geht es um bewusstes agieren und nicht um unbewusstes reagieren.

Jeder – das sind auch Kinder. Junge Kinder. Und auch sehr junge Kinder....

Verantwortung können sehr junge Kinder dann übernehmen, wenn die Erwachsenen die Verantwortung loslassen, die ihnen nicht (mehr) gehört. Dann haben letztere auch wieder freie Hände, um ihrer eigentlichen Verantwortung gerecht werden zu können: Klarheit für sich selbst steht jetzt (wieder) an erster Stelle.

Also nochmal die gleiche Szene von vorne - Vorhang auf: Im Badezimmer herrscht Chaos – so ist das nun mal im Leben einer Familie mit jungen Kindern. Macht nichts. Die Zeit mit jungen Kindern ist so kurz, das Bedürfnis nach Ordnung bekommen die Erwachsenen alsbald wieder befriedigt. Am Boden liegt ein Kind, das summend an den Badezimmerteppich-Wuscheln zupft. Die fühlen sich so weich an... Eine bunte Zahnbürste schwebt in der Luft, von einem Erwachsenen gehalten. Diese/r lächelt in sich hinein, hört dem Summen des Kindes zu, nutzt diesen Moment, um ganz in sich zu gehen und sich ganz zu finden. Mit einem entspannten Seufzer pustet der Erwachsene die Luft des Tages aus. Und setzt sich auf den Badewannenrand. „Schön hier", denkt der Erwachsene, und spaziert eine Weile in seinem Kopf-Kino an einem schönen Ort herum. Mit einem Mal, gerade, als der Erwachsene so richtig wohlig in seiner Entspannung angekommen ist, wacht das Kind aus seiner

Trance auf. „Mama/Papa?" Der Erwachsene kommt zurück. „Ich bin da. Du auch? Und hier ist auch schon Madame Zahnbürste – heute besonders hübsch mit dieser kleinen weißen Zahnpaste-Haube". Das Kind hüpft auf: „Ich will selber!" Na klar, kein Problem. Und auch das elterliche Nachputzen klappt.

15 Minuten später: Das Vorlesen war schön und schon am Ende des Buches fielen dem Kind beinahe von alleine die Augen zu. Ein paar Minuten noch Händchen halten... und dann entspannt das Chaos im Badezimmer beseitigen. Aber nicht zu viel. Am Wohnzimmertisch wartet schon der spannende Roman, das Strickzeug, das Telefonat mit der Freundin ... und ein bisschen später der/die Partner*in für...

Wenn jeder auf seinem Platz für sein eigene Thema die Verantwortung übernimmt, dann gibt es auch Theaterstücke, die sind einfach immer wieder sehenswert sind!

Unser Bild vom Kind

„Kinder sind wundervolle Wesen!" - „Kinder machen viel Arbeit!"

Welcher Satz gefällt uns besser? Welcher Satz fühlt sich angenehmer an? Bei welchem Satz fühlt sich das Kind wohler?

Es hat einen entscheidenden Einfluss, welche grundsätzliche Einstellung wir „dem Kind" gegenüber haben. Alles, was wir denken und fühlen – und noch mehr das, was in unserem Unbewussten versteckt liegt, und das sind mindestens 95% unseres Daseins – strahlt auf unser Gegenüber, das Kind, aus. Wenn schon so viel unseres Daseins im Unbewussten verborgen ist und uns auf geheimnisvolle Art und Weise unser Denken und Handeln beeinflusst – warum sollten wir dann die wenigen verbleibenden Prozent Bewusstes verschenken?

Deshalb ist in unserer Telos®-Entfaltung das Bild vom Kind der wesentlichste Bestandteil. Und weil Kinder auch Menschen sind, ist das Bild vom Kind eigentlich ein Bild vom Menschen:

- Das Kind ist Schöpfer: Ihm steht alles zur Verfügung, was es für seine Entfaltung braucht. Wenn dies nicht so ist, sind diejenigen, die dafür die Verantwortung haben, aufgerufen, „heilend" zu handeln.
- Das Kind ist Schöpfer: Es entspricht seinem Naturell, zu kreieren, zu erschaffen, zu schöpfen, neues zu erfinden, neues mit altem zu kombinieren, ungewohnt zu denken, ander(e)s zu sehen.

- Das Kind ist Schöpfer: Seinen inneren Klang will es mit Lust und Freude hörbar machen – das ist Ziel und Zweck seiner Kindheit und seines folgenden Lebens.
- Kinder, die sein dürfen, wie sie sind, tun das, was sie sind: Sie verwirklichen sich.
- Ganz klingende Kinder brauchen nichts Besonderes, um sich zu entfalten: Sie trauen es ihrem Leben und sich zu, zur richtigen Zeit „die richtigen Instrumente zu spielen" (das zu lernen, zu entfalten, was für es jetzt dran ist).
- Vollkommen klingende Kinder halten aus, wenn ein anderes Kind „lauter" klingt: Sie wissen und spüren, dass ihr eigener innerer Klang sie selbst und das Leben be-friedigt (dass es nicht auf Lautstärke (Vehemenz) und Quantität ankommt), sie fühlen sich wahrgenommen, weil sie sich wahr-nehmen.
- Schöpfer-Kinder lieben den freien Raum der Entfaltung. Sie akzeptieren not-wendige Regeln und Grenzen: Not-wendige Regeln und Grenzen schützen Leib, Leben und alle Ebenen des Lebens.
- Schöpfer-Kinder, denen nicht der freie Raum der Entfaltung zur Verfügung steht oder stand, freuen sich darauf, wenn das Hemmnis erkannt wird und der Weg (wieder) frei wird. Wenn dies ihre eigene Verantwortung ist, sind sie dankbar um Anleitung.
- Schöpfer-Kinder – also alle – weiten unsere eigenen (Erwachsenen-) Räume der Entfaltung und freuen sich, wenn die Erwachsenen dieses Geschenk annehmen und zulassen.
- Unser „Bild vom Kind" entspricht in allen Punkten unserem „Bild vom Menschen": Jeder Mensch, egal wie jung oder alt, will und darf sich frei entfalten…

(aus dem Konzept des Telos-Kinderhauses)

Wie ist es mit dir? Welche Vorstellungen beeinflussen deinen Umgang mit deinem Kind? So geht's:

- Was ist dein bewusstes Bild vom Kind?
- Gibt es etwas, das dein unbewusstes Bild vom Kind beeinflusst? Möchtest du daran etwas ändern? (Um diese beiden Fragen beantworten zu können, helfen dir möglicherweise Werkzeuge, die später in diesem Büchlein stehen.)

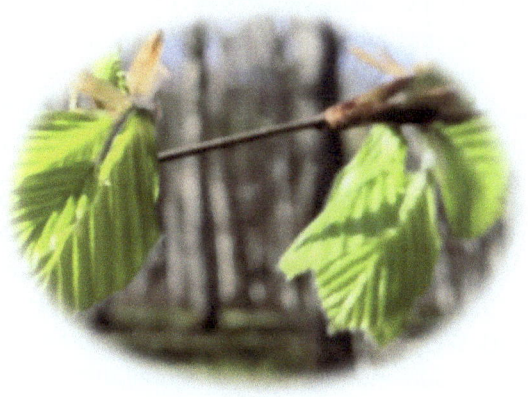

Den Raum gestalten

Es ist wichtig, das Zimmer vorab kindgemäß zu gestalten – sagt Maria Montessori. Es ist wichtig, dass die begleitende Erwachsene (Mutter, Vater, Pädagog*in) sich vorab bewusst „gestaltet" – sagt die Telos®-Ermutigungspädagogik. Das Wichtigste jedoch ist, vorab den Raum als solches bewusst zu gestalten – sagt die Telos®-Entfaltung.

Ein „Raum" ist eine Situation, eine Begebenheit, ein Treffen, eine bestimmte Zeit im Tagesablauf. In der Kita sind „Räume" die Telos®-Blume (woanders Morgenkreis genannt), die „Angebote", das Mittagessen, die Garderobenzeit, die Gartenzeit, die Freispielzeit, die Zeit, in der sich die Kinder die Hände waschen vor dem Mittagessen und so fort. Zu Hause sind „Räume" das morgendliche Aufstehen, das Frühstück, die Zeit des Aufbruchs in die Kita... Aufräumen, das Zähneputzen, das Abend-Ritual... später das Musik-Instrument-üben, Hausaufgaben machen...

Diese „Räume" können wir als lebendige Wesen benennen und wahrnehmen, wie es ihnen geht. So gab es zum Beispiel eine Zeit, in der wir in der Kita den Raum „Eingewöhnung" als Frau mit hängenden Schultern wahrgenommen hatten (also im Defizit). Wir können auch auf andere Weise Kontakt mit den Räumen aufnehmen – nämlich mit all denen, die dazu geeignet sind, Abstand zu gewinnen (siehe nächstes Kapitel).

Ein Raum ist eine Blaupause für die Realität. Die Gestaltung der Realität geht gewissermaßen fast von alleine, wenn wir vorab den „Raum" bewusst gestaltet haben. Unbewusst ist er meist von alleine gestaltet – ob das „drin" ist, was drin sein soll, bleibt manchmal zu bezweifeln. Eine Frau mit hängenden Schultern als Eingewöhnung ist keine gelungene

Eingewöhnung. Es fehlt das herzerwärmende, mütterliche Element. Schön wäre also, wenn der Raum Eingewöhnung in der Kita sich darstellen würde als eine Frau mit runden Apfelbäckchen, auf deren Hut Obst und Gemüse wächst (wie in der Unendlichen Geschichte die Dame Aiuóla), die mit ausgebreiteten Armen alle herzlich empfängt. Unsere Aufgabe ist es also, vorab den „Raum" zu gestalten: Das rausnehmen, was nicht hineingehört, und das hineingeben, was im Potential hineingehört (das ist meist gar nicht so viel, wenn es das Richtige ist).

So geht's: Den Raum gestalten - Variante 1: Den Raum als Kugel füllen

- Stell dir vor und öffne mit deinen Händen virtuell eine (Seifen-)Blase. Benenne sie mit dem Thema, um das es geht (die Situation, die Begebenheit... in unserem Beispiel „die Eingewöhnung im Telos®-Kinderhaus").

- Du kannst mit den Händen fühlen, ob etwas drin ist, was nicht hineingehört, indem du dir innerlich genau diese Frage stellst: „Ist etwas drin, was nicht hineingehört?" Nun wird deine Hand gleichzeitig zum Fühler und zum Kescher, der herausfischt, was nicht hin gehört. Den Hand-Kescher anschließend abschütteln oder ähnliches.

- Nun füllst du das (virtuell) ein, was drin sein soll: Immer sollte ein Raum angebunden sein an das große Ganze (gehimmelt und geerdet, oder wie du das große Geheimnis des Lebens nennen magst). Das tust du mit einer Geste virtuell hinein in die Blase. Oft braucht ein Raum „Liebe" − in deiner Vorstellung gibst du „Liebe" mit einer Geste in die

Blase. Und so füllst du nach und nach ein. Zum Beispiel: Gute Laune, Konzentration auf das Wesentliche (ohne genau wissen zu müssen, was das Wesentliche ist), die passende Zeit (ohne genau zu wissen, was die passende Zeit ist), bunte Farben (oder eine bestimmte Farbe), schöne Klänge (oder ein bestimmtes Musikstück, einen bestimmten Klang/Ton) und so fort.

- Wenn alles drin ist kannst du virtuell auf einer unsichtbaren Uhr im Uhrzeiger entlangfahren (scannen) mit der Frage: „Ist alles drin?" Wenn dein Finger vor 12 Uhr stehen bleibt, fehlt noch was.
- Du kannst dir vorstellen, du wärest ein sehr feinfühliger, weiser Mensch, um das Restliche zu finden. Du kannst dich selbst ein paar Jahre älter und weiser machen – nun spürst du, was noch fehlt. Du kannst den Raum fragen, was er noch braucht. Oder oder oder…
- Wenn alles drin ist, entlässt du die Blase ins Leben…
- Alles andere kommt von alleine – du wirst wissen, was wann zu tun ist. Du wirst im richtigen Moment dem Raum deine Hände, Füße, Augen, Nase… leihen, und aktiv und real das Richtige tun.

So geht's: Den Raum gestalten – Variante 2: Den Raum als Wesen im Abstand fühlen und gestalten

- Lies zunächst das folgende Kapitel („Abstand gewinnen")
- Alle Methoden des Abstand-gewinnens kannst du nehmen, und nun, wo du das Wesen erkannt hast, virtuell gestaltend im Bild handeln: Die Kulisse im Theater verändern, den Kinofilm mit einer anderen

Linse aufnehmen, den Ton verändern, die Schneekugel mit anderen Details füllen und so fort.

- Alles andere siehe oben.

Hilfreich zum Beispiel für:

- Immer wiederkehrende Situationen des Alltags vorbereitend gestalten (Morgen-Ritual, Weg zur Kita, beim Umziehen...)
- Einmalige Situationen vorab gestalten (z.B. das Gespräch vorbereiten, in dem das Kind erfährt, dass Mama eine neue Arbeit hat, Opa gestorben ist, ein Geschwister im Bauch der Mama wächst, ... Oder: Kindergeburtstag, Arzt-Besuch, Schul-Spiel, erste Kinderturnen-Stunde, ...)

Beispiel:
Es steht für Mama eine OP an. Die Kinder wissen noch nichts davon, weil der Termin erst seit gestern feststeht. Noch ist den Eltern nicht klar, wer in dieser Zeit die Betreuung der Kinder übernehmen wird: Papa nimmt frei? Oma fährt aus der weit entlegenen Stadt für diese Zeit her? Die Kinder können länger in der Kita bleiben? Befreundete Familien helfen aus?

Die Eltern – wahlweise ein Elternteil – übernimmt nun die Gestaltung des Raumes des „Gespräches, bei denen den Kindern von der anstehenden OP und dieser Zeit berichtet wird". Der Raum wird geöffnet – ist etwas drin, was nicht hineingehört? Ungute Erinnerungen an eine ehemalige OP? Hinaus damit. – Es wird das eingefüllt, was hineingehört, zum Beispiel: „Das Gespräch soll gehimmelt und geerdet sein. Gespräch zur richtigen Zeit. Gute, friedliche Atmosphäre. Ausreichend Zeit. Aufmerksamkeit. Alle wichtigen Beteiligten dabei. Alle wichtigen Themen dabei. Konzentration auf das

Wesentliche. Ungestörtheit. Leichtigkeit. Vertrauen und Zutrauen. Die richtige Lösung wird zur richtigen Zeit da sein..." – scannen, ob alles drin ist und eventuell ergänzen. Den gefüllten Raum ins Leben entlassen. Vertrauen, dass dieses Gespräch nun gut vorbereitet ist und seinen Zweck zur richtigen Zeit in angenehmer und aufgeschlossener Atmosphäre erfüllen wird.

Wer die Liebe fühlt zum Moment,

mag ihn gestalten.

Abstand gewinnen

Wenn wir von etwas betroffen sind, wenn wir in einer Situation ganz und gar drinstecken – dann ist es meist gar nicht so leicht, „sachlich richtig" zu handeln. Wir sind ja ge-, vielmehr betroffen. Es tut uns also etwas weh. Auch, wenn wir das im ersten Moment nicht gerne zugeben, schon gar nicht vor uns selber: Irgendetwas hat die Sache mit uns zu tun... sonst würden wir uns nicht getroffen fühlen.

Da wir die Erwachsenen sind, ist es unsere Verantwortung, die Führung zu übernehmen: Eine „Diagnose stellen", entscheiden, was nun zu tun ist, so handeln, dass es für alle Beteiligten und die Situation gut ist. Aus dem Abstand heraus geht das gut.

So geht's: Abstand gewinnen

- Feststellen, dass etwas los ist, was betrachtet werden will – aus dem Abstand!
- Abstand gewinnen! Dafür gibt es viele Möglichkeiten:
  1. Theater-/Kino: Sieh dir das Thema, die Situation, das „anstrengende" Kind so an, als ob es in einem Film oder in einem Theater gezeigt würde. Du sitzt im Zuschauerraum, hast Abstand, es ist gemütlich warm, das Licht gedimmt, ein Getränk in der Hand... vor dir auf der Bühne oder der Leinwand siehst du die Szene... Was siehst du dort? Wer ist die Hauptperson? Wer ist noch sichtbar? Welche Farben machen welche Stimmung sichtbar? Gibt es kleine Details, die vielleicht wichtig sind?

2. Schneekugel: Nimm das Thema, das „schwierige" Kind, die Situation auf die Hand, so als ob es in einer Schneekugel wäre (allerdings ohne Schnee). Drehe die Hand, sodass du von allen Seiten, auch von unten, sehen kannst, was los ist. Wie schwer ist die Kugel? Ist sie sehr zerbrechlich oder stabil? Was ist in der Schneekugel noch an Details sichtbar? Wie ist das Wetter?
3. Schulterstand: Stelle dich in Gedanken auf deine eigenen Schultern und schau dir die Situation von oben an.
4. Kopfstand: Mache in Gedanken einen Kopfstand und beobachte die Situation aus dieser verdrehten Lage.
5. Nimm deinen Kopf ab (nur in Gedanken bitte!), halte ihn auf Höhe deines Herzens, und spüre nun, was dein Herz sieht.
6. Gehe bildlich in den Schuhen des Kindes/der Situation, fühle mit dem Herzen des Kindes/der Situation.
7. Mache schlichtweg einen tatsächlichen Schritt zur Seite, mach die Leitung frei, auf der du vielleicht gerade stehst. Steh auf, wenn du sitzt, setzt dich, wenn du stehst – schaue herum...
8. Finde deinen persönlichen Weg, um Abstand zu gewinnen!

Hilfreich zum Beispiel für:
- Um im Nachhinein eine „ungute" Situation zu betrachten.
- Um während einer „unguten" Situation gerade noch rechtzeitig den hilfreichen Abstand gewinnen zu können.

1. Wenn das Kind nicht tut, was es soll.
2. Wenn das Kind eine Bemerkung macht, die den Erwachsenen auf die Palme bringt.
3. Wenn das Kind NICHTS tut, aber so komisch schaut...
4. Wenn die Situation mit dem Kind schon so ein bisschen angespannt ist, und dann ein Außenstehender eine „blöde" Bemerkung macht...

Beispiel:

Wie so oft spielt auch heute das Kind wieder im Garten der Nachbarin. Mama trinkt derweil mit ihr einen Kaffee. Das Kind ruft unvermittelt aus einem gewissen Abstand: „Ich hol mir mal die Schokolade, ja?" und geht auf das Haus der Nachbarin zu. Diese ruft: „Na klar, du kennst dich ja aus!" bevor Mama auch nur den Mund aufmachen kann. Denn: Die Regel der Familie lautet „Süßzeug gleich nach dem Mittagessen" und das gab es heute schon!

Der Mutter fällt die Kinnlade herunter, innerlich fängt sie an zu kochen...!!! Schon will sie laut schreien, so etwas wie: „Du hattest schon deine Schokolade!! Und immer nutzt du das aus, wenn ich bei der Nachbarin Kaffee trinke!!!" Da fällt ihr ein, Abstand gewinnen zu wollen – sie steht auf, um ihr Blut in Wallung abzukühlen, atmet ein paar Mal heftig ein und aus, klopft sich mit den Fingern auf den Brustkorb um Stress abzubauen... Nein. Jetzt ist nicht die Zeit, noch mehr Abstand gewinnen zu können. Dazu ist sie zu aufgewühlt. Sie geht noch ein paar Schritte und setzt sich wieder in dem Moment, als das Kind mit der Schokolade herauskommt. Immerhin kann sie jetzt sagen: „Das war gegen unsere Regel, Lars!" Da sie ein gutes Verhältnis zu ihrer Nachbarin hat, erzählt sie ihr, noch immer etwas aufgewühlt, wie sehr sie diese Situation jedes Mal betrifft, und von den Methoden des Abstandgewinnens. Gemeinsam probieren sie verschiedene Techniken aus. Nach einer Weil wird der Mutter klar, was sie eigentlich bewegt, ja ärgert: Es ist nicht so sehr die Tatsache, dass ihr Kind gerade zu viel Schokolade gegessen hat. Es ist die Tatsache, dass sie sich nicht ernst genommen fühlt. Weder vom Kind, noch von der befreundeten Nachbarin – noch von sich selbst. Dem kann sie jetzt nachgehen...

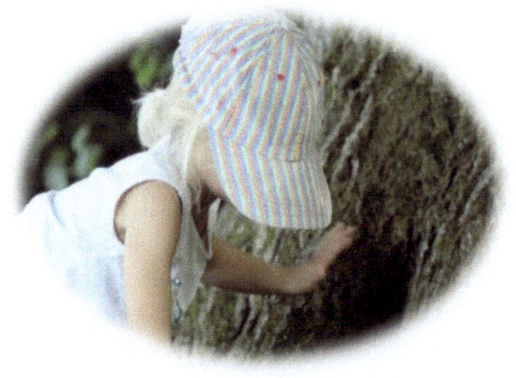

Mobile Familie

Eine Familie oder eine Kita-Gruppe... ist wie ein Mobile. Sobald ein Teil an gestupst wird, fangen alle anderen Teile an, sich zu bewegen... Sobald ein Gruppen-Mitglied in seinem Leben etwas Besonderes erlebt oder sein Leben auf eine etwas andere Weise gestaltet – bewegen sich alle anderen Mitglieder, kommen in ein anderes Verhältnis, werden verschoben, vielleicht entsteht gar ein Ungleichgewicht.

Das gesamte Mobile hängt an einem Faden, an einer Befestigung. Das gesamte Mobile hängt in einem Raum.

Das Mobile Familie (oder Mobile Kita) kann zum einen Erkenntnisse bringen, zum anderen kann am „Raum Mobile" viel Heilung erfolgen.

So geht's: Mobile Familie

- Betrachte die Situation, die Familie, die Kita, als ob sie ein Mobile wäre. Du kannst das virtuell machen, du kannst es auch ganz spontan (!!) aufmalen. Oder mit Naturmaterial oder Spielzeug legen... Nicht denken: malen/legen...!
- Wo hängt welche Figur?
- Wie ist der Abstand der Figuren zueinander?
- Wer hängt in der Mitte, am wichtigsten Platz?
- Gibt es jemanden, der zwischen einer wichtigen Verbindung hängt (zum Beispiel zwischen Mama und Papa ein Kind...)
- Gibt es Teile, die gar nicht hinein gehören (zum Beispiel die Arbeit?)
- Hat das Mobile eine stabile Aufhängung? Woran?

- Wie ist der Raum um das Mobile gestaltet? Dunkel, hell, zu eng, zu weit, es steht viel herum, es fehlen Teile…
- Vermutlich wirst du spüren, ob es so richtig ist. Du kannst auch die virtuelle Uhr scannen (von 0 Uhr bis 12 Uhr fahren, der Finger bleibt spontan an der Stelle „hängen", wenn du die innere Frage stellst: „Sind alle Figuren an der richtigen Stelle?" – Wenn du nicht bei 12 Uhr landest, dann sind nicht alle Figuren an der richtigen Stelle.)
- Was braucht jede einzelne Figur, um an die richtige Stelle zu wandern? Vermutlich darfst du nicht einfach so Figuren „umhängen"! Vermutlich darfst du virtuelle „Einladungen" aussprechen: Den Faden hier mit einer schönen Farbe /Stimmung/ Landschaft/ einem schönen Klang… versehen, damit die Figur von sich aus an die richtige Stelle „rutscht". Die Aufhängung dort im Bild mit viel Licht versehen.
- Manchmal reicht einfach die Erkenntnis, wie es gerade ist – und der ehrliche Wunsch gepaart mit der Entscheidung, alles dafür Not-Wendige zu tun, dass jede Figur am Mobile jetzt seine richtige Stellung einnimmt.

Hilfreich zum Beispiel für:

Alle Situationen, bei denen sich etwas ändert, in Bewegung kommt:

- Arbeitssituation der Eltern
- Kita-/Schul-Situation des Kindes
- Kita-/Schul-Situation des Geschwisterkindes
- Gesundheits-Situation eines Familien-mitgliedes (dauerhafte Veränderung durch z.B.

chronische Krankheit mit der Notwendigkeit, die Ernährung zu ändern, Medikamente zu geben, besonders achtsam zu sein...; zeitweilige Veränderung durch Unfall/Krankheit, z.B. Bewegungs-Einschränkung durch Gips...)

- Veränderung der Nachmittags-Angebote eines der Kinder (Sport-/Musik-Stunde, ...)
- Eines der Geschwisterkinder hat ein erhöhtes Aufmerksamkeits-Pensum (Noten werden schlechter, Schulunlust...) sodass für das andere Geschwisterkind gefühlt weniger Zeit bleibt.
- Geburt eines Geschwisterkindes
- Tod eines Familienangehörigen (evtl. der Großeltern, auch wenn diese außerhalb wohnen)

Beispiel:

Das Kind gewöhnt sich schlecht in der Kita ein. Gemeinsam dröseln Kita-Pädagogin und Mutter die Familiensituation auf und legen in der Wald-Kita am Boden das Bild des Mobiles. Wo befinden sich die Figuren Mama, Papa und das Kind? Wo die Geschwister? Im Legen und Betrachten wird den beiden klar, dass das Kind eine Aufgabe übernimmt, die ihm nicht zusteht: Verbindung zu sein zwischen Mama und Papa. Das ist nicht seine Aufgabe und kann nun von den Eltern virtuell (= vorab Raum gestaltend) dem Kind abgenommen werden.

Besondere Baby-Zeit mit einem Kind

Samen- und Eizelle vereinigen sich, im schönsten Fall in der Liebe der Eltern. Das Ei wächst im Bauch der Mama heran, im schönsten Fall von Herzen willkommen geheißen von Mama und Papa. Der kleine Mensch im Bauch der Mama ist geborgen im Fruchtwasser, hat Platz im Bauch der Mama, spürt wachsend die liebevolle Begrenzung, hört die Stimme, die Musik, den Klang der Welt draußen und fühlt die Gefühle seiner Mutter. Im besten Fall hört und fühlt es Geborgenheit, „herzlich Willkommen", „wir freuen uns auf dich", „schön, dass du da bist", „wir sind so neugierig auf dich und freuen uns, dich richtig kennenzulernen", absolute Zuwendung, Hingabe und Liebe.

Das Kind kommt auf die Welt. Es ist so klein und schutzlos. Alle Erwachsenen sind da, um es zu pflegen, um es zu schützen, um es zu lieben. Ganz. Die Erwachsenen stellen in den ersten Tagen alles zurück und wenden sich ganz dem Baby zu. Das Kind saugt alles auf: Zu-Wendung, die Hingabe der Eltern an es, die Liebe – und natürlich die Milch.

Das Kind wird größer. In seinem unsichtbaren Handgepäck hat es all das, was es im Mutterleib und in den ersten Tagen und Wochen als Säugling erlebt hat: Zuwendung, Sicherheit, das Gefühl, ganz und gar gesehen und angenommen zu sein, herzlich willkommen zu sein, dass die Eltern sich freuen und neugierig auf es sind, die ungebrochene Liebe der Eltern.

Im Leben eines jungen Kindes geschehen manchmal Dinge, die es verunsichern. Das können Lappalien sein, die das Kind nicht richtig einordnet, oder das können real schlimme Dinge (während der Schwangerschaft, Geburt oder später) sein, die es beunruhigen. Egal, wie viel oder wenig an Zuwendung,

Liebe und all diesen anderen schönen Versicherungen das Kind als Säugling erhalten hat – es hat in seinem Herzen diese bestimmte Menge an Gefühl der Sicherheit und Geborgenheit, so viel, wie es eben damals erlebt hat. Mag sein, dass sein Grundstock groß ist, wenn es damals als Säugling vollkommene Liebe erfahren hat. Doch, zugegeben, wer von uns Eltern ist heutzutage in der Lage, vollkommene, ungebrochene Liebe zu geben? Wer von uns Eltern ist in der Lage, die störenden Einflüsse von außen vollkommen abzuschirmen? Es wird wohl Kinder geben, deren Herz vermutlich nicht ganz erfüllt ist mit allem, was ihm Sicherheit schenkt. Nun geschehen also Dinge, die das Kind verunsichern. Es greift auf die vorhandene, bereits erfahrene Sicherheit und Liebe in seinem Herzen zurück… und merkt, dass der Vorrat, in dieser gefühlt unsicheren Situation, schnell aufgebraucht ist.

Nun ist es die Aufgabe der Eltern (oder anderer lieben Bezugspersonen, die sich dafür verantwortlich fühlen) die Schatzkammer im Herzen des Kindes wieder zu füllen. Damit das Kind wieder Sicherheit empfindet. Dafür gibt es die „besondere Baby-Zeit": Mutter (oder Vater oder anderer Erwachsener) „spielen" Baby.

So geht`s: Besondere Babyzeit mit einem Kind

- Vorab gestaltet der/die verantwortliche Erwachsene den Raum „Besondere Baby-Zeit mit dem Kind… (Name einfügen" (siehe **„Raum-gestalten").**
- Eine feste Zeit vereinbaren mit der Familie. Dieser Termin steht im Kalender, ist vorhersehbar und Vorfreude ist möglich (siehe **„Kalender-Methode"**)

- Alle anderen „Störungen" ausschalten: Kein Smartphone (auf Flugmodus schalten!), nicht an die Türe gehen.
- Andere Geschwister müssen von jemand anderem absolut sicher betreut werden. Das andere Elternteil, Großeltern oder liebe Nachbarn bieten sich an. Das Elternteil, das die besondere Baby-Zeit durchführt, muss zu 100% beim Kind sein können, ohne die Antennen in Richtung eventuell schlafendes junges Geschwister-Baby auszufahren.
- Schon ein, zwei Tage vorher wird mit dem Kind geplant, was alles für das Baby-Spiel gebraucht wird: Windeln, die alte Baby-Decke („Oh! Die hat nun das junge Geschwisterchen! Ob wir sie uns ausleihen dürfen? Oder geht nun die kuschelige Decke von Mamas Bett, die so schön nach Mama riecht?"), Schnuller, Baby-Flasche, Windel ... Es werden nur die Dinge gemeinsam hergeholt, die das Kind wirklich möchte.
- Dann ist es soweit: Das Zimmer ist gemütlich und warm, das Licht gedimmt (Babys wollen es meist nicht so hell haben), die Musik ist ausgeschaltet oder säuglingsgemäß still und ruhig, alle Sachen sind hergerichtet, Geschwister versorgt, Störungen ausgeschaltet.

1. Mama (oder anderer Erwachsener) und Kind kuscheln sich aneinander.
2. Mama erzählt von der Zeit, wie es war, als das Kind so klein war und so ganz besonders nah bei der Mama war.
3. Vielleicht gibt es ein paar Fotos (wenige reichen), auf denen die Liebe von Mama zu

Kind (das damals ein Säugling war) sichtbar wird.

4. Die körperliche Nähe von Mama zu Kind darf nun nach und nach so werden, wie es damals war, als das Kind so ganz nah bei der Mama war, wie eben Säuglinge ganz nah bei der Mama sind. Falls die Geburt oder Säuglingszeit nicht wundervoll war, dann darf genau das jetzt auf die wundervollste mögliche Art gespielt werden. Dies wird harmonisch vor sich gehen, sodass sich beide jetzt sehr wohl und geborgen fühlen. Keiner – weder Kind noch Mama – sollen sich verbiegen und etwas tun, das sie nicht mögen!

5. Manchmal wollen Kinder jetzt wieder aus der Baby-Flasche trinken.

6. Manchmal wollen sie wieder gewickelt werden.

7. Manchmal wollen sie wieder diese liebevoll säuselnden Worte der Mutter hören, die diese in hoher piepsiger Babystimme zu ihrem Säugling gesprochen hat.

8. Manchmal wollen sie, dass sie nicht mit der gesprochenen Sprache verstanden werden, weil sie ja jetzt in der Säuglingssprache „sprechen".

9. Die Kinder wollen, dass ihre Herzenssprache verstanden wird, in der sie sich als Säugling mitgeteilt haben – und sie wollen die Herzenssprache der Mutter aus der Reserve locken.

- Manchmal kann es sein, dass die Mutter so aus der Reserve gelockt wird, dass sie die Fassung verliert... vielleicht erinnert sie sich, dass die Geburt oder die Zeit danach nicht so war, wie sie hätte sein sollen oder sie es sich gewünscht hatte, oder an andere unschöne Erlebnisse während Schwangerschaft und Geburt. Wenn dies unerwartet passiert, ist es gut, dem Kind dies liebevoll zu erklären. Zum Beispiel so: „Ich wollte dich damals so gerne so liebhaben, aber ich konnte es nicht. Meine Liebe war mir verloren gegangen. Jetzt gerade wächst sie wieder..." Manchmal spüren Mütter schon vorab, dass dies in der besonderen Baby-Zeit so kommen wird: Dann ist es gut, diese besondere Baby-Zeit in Begleitung eines liebevollen erfahrenen Menschen (Freundin, Coach...) durchzuführen. Dann ist es gut, wenn die Mama zuerst ihre eigene Schatzkammer in ihrem Herzen wieder füllt mit Zuneigung und Liebe zu sich selbst.

- Behutsam will die besondere Baby-Zeit dem Ende zugeleitet werden. Der Tank im Herzen des Kindes ist für heute gefüllt mit Liebe. Der Tank der Mutter ist für heute ebenfalls gefüllt mit Liebe. „Das war schön! Ich danke dir von Herzen! Machen wir das mal wieder?"

- Behutsam, in Leichtigkeit und Freude wird gemeinsam aufgeräumt, das Licht hell gemacht, Türen und Fenster zur Außenwelt wieder geöffnet. Der Klang dieser gemeinsamen liebeerfüllten Zeit spielt im Herzen des Kindes und im Herzen der Mutter und in ihrer beider Begegnungsraum. Hier darf er schwingen, klingen und tanzen und nach außen strahlen: „Hallo, da sind wir wieder!"

- **Übrigens:** Wenn die Mutter nicht da ist oder sich dafür nicht in der Lage fühlt – dann kann dies jeder andere Mensch tun, der sich dem Kind ganz zugetan fühlt!

Hilfreich zum Beispiel für:

- Kinder, die vor kurzem ein Geschwisterkind bekommen haben.
- Kinder, deren junges Geschwisterkind nun in das Alter kommt, wo es sich kraft eigener Bewegung in das Leben des älteren Kindes drängt.
- Kinder, die eine schwere Zeit hinter sich haben.
- Zwillings-Geschwister, die selten die Gelegenheit hatten, Mama/Papa so wirklich alleine zu haben.
- Zeiten, in denen mit Geschwisterkindern heftig und viel gestritten wird.
- Kinder, die auf sich und ihre Not aufmerksam machen, indem sie sich z.B. aggressiv verhalten.

Beispiel:

Die Familie ist vor kurzem ungezogen, für das 3jährige Kind steht die Eingewöhnung in die Kita an (das Kind war noch nie „fremd-betreut"), das jüngere, bisher sehr pflegeleichte Geschwisterkind kommt nun in das Alter, wo es „sichtbar" wird. Das ältere Geschwisterkind fängt an, die Eltern zu hauen und zu kratzen, es widerspricht nun häufiger, es zeigt Verhaltensweisen, die die Eltern spontan als „faul" bezeichnen – lässt sich tragen, lässt sich anziehen...

Die Eltern legen zu zweit einen Termin fest für die besondere Baby-Zeit. Sie nehmen einen Kalender (eventuell werden separate Seiten als Kalender gestaltet), erzählen ihrem Kind, was sie vorhaben, und tragen den Termin gemeinsam mit dem Kind in den Kalender ein. Dieser wird an die Kühlschrank-Türe befestigt. Die Eltern bereiten gemeinsam den Raum der gemeinsamen Baby-Zeit vor. (Die Reihenfolge kann auch umgekehrt sein: Erst Raum gestalten, dann Termin wählen.) Jetzt merken sie, dass es Aufgabe der Mutter ist, diese Zeit mit dem älteren Kind zu gestalten. Papas Aufgabe ist es dann, mit dem jungen Kind außerhalb der Wohnung eine schöne Zeit zu verbringen.

Die gemütliche Baby-Zeit dauert kürzer, als erwartet. Es scheint so, als ob das Kind schnell, durch die intensive Vorbereitung der Eltern, mit Liebe gefüllt ist und nun die Zuwendung der Mutter wieder spürt.

Die Eltern vereinbaren unter sich, dass sie nun ein Auge darauf haben, sich spätestens nach 6 Wochen erneut einzufühlen, ob eine weitere besondere Baby-Zeit wichtig ist.

Mein Kind hat Anspruch auf den wichtigsten Termin in meinem Kalender.

Die gemütliche Teestunde

Das Kind hat in seinem bisherigen Leben die Erfahrung gemacht, dass es willkommen ist. Es gab Menschen, die sich mit ihm unterhalten, die mit ihm gespielt haben, die es gepflegt und wertgeschätzt haben; die ihm seine Fragen beantwortet haben und auf seine Interessen und Bedürfnisse eingegangen sind. Dies alles hat in ihm ein sicheres Polster an Zutrauen in sich und sein Leben wachsen lassen.

Im Leben eines Kindes gibt es manchmal auch Zeiten, die es verunsichern. Dies können große Dinge sein, wie ein Umzug oder die Geburt eines Geschwisterkindes, oder auch kleine Dinge, wie zurückgehaltene (oder verheimlichte) Informationen der Eltern, die diese für uninteressant oder nicht kindgemäß halten (neue Arbeitsstelle, Geldsorgen, Krankheit in der Familie…), neue Kinder oder viel Personalwechsel in der Kita und mehr. Das Kind greift nun auf sein Sicherheitspolster in seinem Herzen zurück.

Es kann sein, dass es in solch unsicheren Zeiten die Türe zu seinem Herzen nicht findet, oder ihm der Schlüssel dazu verloren gegangen ist, oder dass das Polster an Zutrauen und Liebe sich schon dem Ende zuneigt.

Was das Kind nun braucht, ist das Gefühl eines vertrauten Erwachsenen „Ich glaube an dich!" Das Kind möchte seinen Schlüssel zu seinem Selbstvertrauen wieder finden. Es möchte selbständig sein Polster an Liebe, seine Schatzkammer mit den guten Gefühlen, die ihm Sicherheit geben, wieder füllen.

Dazu dient „die gemütliche Teestunde".

So geht's: Die gemütliche Teestunde

- Die Familie/ die Kita findet **den** Erwachsenen, der zurzeit den besten Draht zum Kind hat.

- Dieser Mensch bereitet vorab den „Raum der gemütlichen Teestunde mit … (Name des Kindes)" (siehe **„Raum gestalten"**).

- Dieser Mensch erzählt dem Kind, dass er sich alsbald mit ihm zur „gemütlichen Teestundenzeit" treffen möchte. „Gemütliche Teestunde" ist das Wort *meiner* Wahl, weil ich sehr gerne Tee trinke und die gemütliche Stimmung mit der dampfenden Teetasse vor mir, meinem Strickzeug in der Hand, einer schönen klassischen Musik aus der Anlage und dann noch im Gespräch mit lieben Menschen mag. Es geht also nicht darum, Tee zu trinken, sondern eine besondere Atmosphäre herzustellen: Ganze, ungestörte Zeit für dich, du liebes Kind!

- Der Termin wird mit der Familie /dem Kita-Team besprochen – und MIT DEM KIND in den Kalender eingetragen (siehe **„Kalender-Methode"**). Schon jetzt wird die Vorfreude geweckt!

- Was in dieser Zeit gemacht wird, wählt meist das Kind aus, wobei der Erwachsene durchaus Empfehlungen geben kann. Es geht nicht um außerordentliche Events in einen Freizeitpark oder ähnliches, sondern darum, dem Kind Zeit und absolute Zuwendung zu schenken. Manche Kinder schauen gerne ein Bilderbuch mit dem Erwachsenen an, manche basteln oder kochen etwas gemeinsam, manche gehen spazieren und füttern die Enten am See, manche spielen ein Brett- oder Rollenspiel, manche fahren ein paar Stationen mit der

Straßenbahn (natürlich nur in Städten, wo es eine gibt), manche unterhalten sich einfach gerne mit dem Erwachsenen auf Augenhöhe.

- Auch hier gilt, wie bei der **„Besonderen Baby-Zeit"**: Smartphone aus, Geschwisterkinder aus den Augen und aus dem Sinn (weil liebe und absolut vertrauenswürdige Erwachsene sich in dieser Zeit um sie kümmern), nicht an die Türe gehen, auf der Straße nicht stehenbleiben, um mit der Nachbarin zu „ratschen" („Hallo Frau Müller! Wir haben gerade die gemütliche Teestundenzeit und gehen zum Schaufensterbummel in die Innenstadt! Bis morgen wieder!")

- In gelebter, liebevoller Gleichwertigkeit verbringen Kind und Erwachsener diese Zeit: Schöne Unterhaltungen, Ehrlichkeit und Offenheit, absolute Annahme und sichtbare Liebe sind die Grundlage.

- Die besondere Zeit muss nicht lange dauern: Es geht nicht um die Quantität (Dauer) sondern um die Qualität (Intensität und Echtheit der sichtbar gemachten Zuneigung). Sicherheit, Zuversicht und Zutrauen können innerhalb von wenigen Augenblicken entstehen und ins Sprudeln kommen. Die meisten gemütlichen Teestunden dauern nur 10 bis 15 Minuten: Wenn diese Zeit intensiv gelebt wurde, ist alles getan, was für heute zu tun ist (und auch der Tee ist ja in dieser Zeit ausgetrunken und hat Bauch und Seele erwärmt).

- Gegen Ende führt der Erwachsene behutsam wieder aus der gemütlichen Teestunde heraus: „Das war schön mit dir! Ich habe Lust, das mal wieder zu machen! Du auch?"

- Meist wünschen Kinder mehr besondere Teestunden-Zeiten. Auch diese werden wieder gemeinsam vereinbart und am besten vom Kind in den Kalender „geschrieben".

- Kinder sind sehr geduldig: Wenn es nicht möglich ist, freuen sich Kinder wie die Schneekönige auf ihre besondere Teestunden-Zeit, die erst in einigen Wochen stattfinden wird. Dann ist die Zeit der Vorfreude umso wichtiger, weil bereits sie das Herz des Kindes mit positiver Energie füllt.

Hilfreich zum Beispiel für:

- Geschwisterkinder, jedes ist mal dran.
- Einzelkinder von Eltern, die viel anderes um die Ohren haben.
- Kinder, die negativ auffallen, stören, nerven.
- Kinder, die äußerst anhänglich sind, die sehr „brav" sind und übertrieben hilfreich.
- Einfach so, als Geschenk für das Kind.

Beispiel:

In unseren Kitas darf sich jedes Kind zum Geburtstag einen Erwachsenen (Kinderpfleger*in oder Erzieher*in) aussuchen, die/der mit ihm eine besondere Teestunden-Zeit verbringt.

Meine Liebe zum Kind wachsen lassen

Eltern lieben ihre Kinder.

Manchmal sehr und ganz innig! Manchmal scheint es so, als ob die Liebe etwas weniger wird... vor allen Dingen, wenn die Pflege für oder das Verhalten des Kindes anstrengend wird. Manchmal schleicht sich dann ein Irrtum ein: Manche Eltern sagen dann „Ich habe mein Kind nicht mehr so sehr lieb!" Oder: „Mein Kind ist so anstrengend, dass ich es gar nicht mehr liebhaben kann." Das zuzugeben fällt den meisten Eltern so sehr schwer... denn sie wollen ihr Kind ja ganz innig liebhaben.

Die Liebe zum Kind wachsen lassen geht einfach, wenn Eltern die Liebe zu ihrem Kind (wieder) kennenlernen.

So geht's: Meine Liebe zum Kind wachsen lassen

- Die Liebe an und für sich ist nie abhandengekommen – die Liebe ist/war immer da.
- Die Liebe kann nur dann abhandenkommen oder weniger werden, wenn sie „jemandem" gilt: Wenn ich jemanden liebe, um etwas zu bezwecken.
  1. Die Liebe zu einem anderen Erwachsenen kann dann weniger werden, wenn ich ein etwa eigenes Mangelgefühl an Liebe damit befriedigen möchte.
  2. Sie kann dann weniger werden, wenn ich den Mangel an Liebe der anderen Person durch meine Liebe befriedigen möchte.
  3. Bildlich gesprochen: Dann ist es so, als ob jeder Mensch eine „Torte Liebe" hat. Wenn meiner eigenen Torte ein paar Stücke fehlen, will ich mir diese Stücke vom

andern holen. Wenn dem anderen ein paar Stücke Liebes-Torte fehlen, dann gebe ich von meiner Torte etwas ab, und noch etwas, und noch etwas… und plötzlich ist meine eigene Torte ganz klein geworden.

- Von der Liebe kann dann nichts verloren gehen, wenn sie als eigenständiges „Wesen" da sein und leben darf. Die Liebe ist dann selbst für sich verantwortlich, sich mit sich selbst, mit Liebe, zu befüllen.

- Die Liebe kann auch als „Raum" gesehen werden, der die beiden (oder vielen) Menschen einlädt, ihn zu betreten. Ob sie diesen „Raum Liebe" betreten, ist dann die Entscheidung jeder beteiligten Personen (oder Tiere, oder Pflanzen, oder…). Dieser Raum steht zwischen den beiden Menschen. Sobald ein Mensch ihn betritt, ist er umhüllt von Liebe, weil er im Raum der Liebe ist. Sobald ein zweiter Mensch diesen Raum der Liebe betritt, ist auch dieser im Raum der Liebe. Beide befinden sich nun in der Liebe. Von dieser geht nichts verloren, weil der Raum Liebe für sich selber verantwortlich ist und als Wesen sich selbst mit „Energie", also Liebe füllt.

- Als Mutter oder Vater meines Kindes lerne ich zuerst das Wesen Liebe, den Raum Liebe kennen… vielleicht trinkst du mal eine Tasse Tee/Kaffee oder ein Gläschen Wein mit ihr, so ganz gemütlich… Oder mit Abstand (siehe **„Abstand gewinnen"**).

- Vielleicht hast du den inneren Auftrag, den „Raum Liebe" zu gestalten (siehe **„den Raum gestalten"**).

- Dann entscheidest du, ob und wenn ja, mit wie viel Anteilen deiner Person du diesen Raum der Liebe betrittst. Es ist deine Entscheidung. Du hast die Wahl. Du musst nichts erzwingen. Du kannst mal probehalber einen Fuß hineinhalten...

- Mag sein, dass du nun zunächst erst den „Raum Liebe" gestaltest (siehe **„den Raum gestalten"**).
- Wenn du drin bist, dann lade – erst mal in Gedanken! virtuell! – dein Kind ein. Frage es in Gedanken, ob es den Raum der Liebe betreten mag. So weit, wie es heute mag. Du wirst seine Entscheidung innerlich sehen oder spüren oder hören. So, wie das Kind sich heute entscheidet, ist es.
- Immer noch virtuell: Wenn ihr beide im Raum der Liebe seid – so viel von dir und vom Kind, wie eben heute drin ist – dann beobachte, fühle, lass Bilder, Töne, Gefühle entstehen. Wenn du weinen willst, dann weine, wenn du lachen magst, dann lache, wenn du das Bedürfnis hast, jetzt laute Musik aufzudrehen und zu tanzen, dann tue das. Tue das, zu was dich deine und des Kindes Anwesenheit im Raum der Liebe inspiriert. Du kannst real tanzen oder virtuell.
- Entscheide, ob du virtuell im Raum der Liebe bleiben magst, auch wenn du dich jetzt wieder deinem Alltag zuwendest.
- Wenn du magst, gehe immer mal wieder bewusst im Raum der Liebe spazieren...
- Dein Kind entscheidet für sich selbst, ob, wann und wie viel es im Raum der Liebe sein mag. Es wird deine unausgesprochene Einladung möglicherweise annehmen, weil es spürt, dass es darf und nicht muss, wenn seine Zeit dafür da ist.

- Die Liebe zum Kind darf nun wachsen, weil es nicht auf Kosten der Liebe von jemand anderem geht – die Liebe der Mutter/ des Vaters wird nicht weniger, wenn sie ihr Kind liebt – sondern von der Liebe ist so viel da, dass sich beide, Mutter/Vater und Kind, ständig davon nehmen können und dürfen.

Hilfreich zum Beispiel für:

- Mütter, Väter und andere Bezugspersonen, die nur noch „das schlimme Kind" sehen, denen es nicht (mehr) gelingt, die wundervolle Einzigartigkeit hinter der anstrengenden, nervenden, aggressiven... Fassade des Kindes zu erkennen.
- Mütter und Väter und andere Bezugspersonen, die erkennen oder wissen, dass ihre eigene Kindheit von wenig Liebe und Zuneigung erfüllt war – die zunächst, ohne ihr Kind, das Gefühl „Liebe" kennenlernen und ausprobieren wollen.
- Elternpaare, Team-Kolleg*innen, die erkannt haben, dass sie nur noch „funktionieren". Die die Basis ihres Begegnungsraumes stabilisieren wollen, bevor sie die Basis zu ihrem Kind mit anderen, liebevolleren Augen betrachten werden.

Beispiel:

Im Elterngespräch erkennt eine Mutter, dass die Angst der Corona-Zeit sie auch heute noch belastet. Die Angst hat in ihr damals zu viel Raum eingenommen und hat die Liebe scheinbar verdrängt. Sie erkennt, dass sie ihr Kind „beschützen" will – und damit das Kind abhält von lebensbereichernden, not-wendigen Erfahrungen. Das Kind hat sich jetzt gewehrt gegen diese zu engen Grenzen. Es wurde aggressiv. Die Liebe der Mutter zum Kind wanderte vorübergehend in den Hintergrund.

Die Mutter macht nun zunächst alleine die Bekanntschaft des Wesens Liebe. Sie nimmt sich dafür einige Tage Zeit und betritt immer wieder, meist abends kurz vor dem Einschlafen, den Raum Liebe. Zunächst schläft sie mit Tränen der Ergriffenheit ein.
Ein paar Tage später stellt sich allmählich ein tiefes Gefühl der Erfülltheit, der Geborgenheit und Sicherheit ein. Sie fühlt sich nun in der Lage, eines Vormittags, als das Kind in der Kita ist, den Raum Liebe erneut zu betreten und virtuell das Kind da hinein einzuladen. Sie ist bewegt und freudig überrascht, als dieses in den Bildern ihres Kopfkinos ihr voller Freude in die Arme springt. Mit diesem warmen Gefühl tritt sie später ihrem Kind gegenüber. Sie wartet geduldig ab, bis das Bild in ihrem Herzen, das sie weiterhin täglich nährt und gestaltet, in der Realität Raum einnimmt.

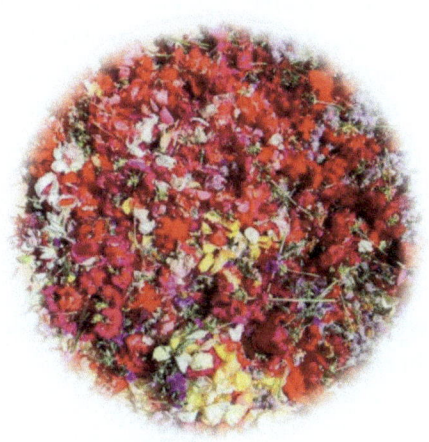

Dehnbare Bindungen schaffen

Am Beginn des Lebens sind Mutter und Kind sich ganz nahe. Im schönsten Sinne fühlen sich beide wohl und geborgen. Es ist, als ob ein Band die beiden von Herz zu Herz verbindet. Nach und nach dehnt sich das Band, also ob es ein Gummiband wäre. Die Entfernung wird größer – die Verbindung von Herz zu Herz bleibt. Nach und nach dehnt sich die Verbindung, mit steigendem Alter des Kindes... das Kind kann nun in die weite Welt reisen und trotzdem ist die Herz-Verbindung zwischen Mutter und (erwachsenem) Kind da, auf eine Weise, die niemanden einschränkt oder behindert.

Es gibt Zeiten, in denen die Verbindungs-Schnur nicht flexibel ist. Die Corona-Zeit scheint eine solche Zeit zu sein, in der die Verbindungs-Schnüre zwischen Mutter und Kind starr geworden sind. Es fühlt sich an, als ob die Schnur nun ein festes Baumwoll-Geschenkband ist – das leuchtet zwar schön rot, aber es ist unflexibel, hart, wenn man es auseinanderzieht, verändert sich die Struktur sehr hässlich. Das hat zur Folge, dass die Eingewöhnung in den Kitas anstrengend für Mutter und Kind und Kita-Team sind. Alle Beteiligten spüren, dass sich das Band dehnen sollte, aber dass das nicht geht. Das Verbindungs-Band will geheilt werden, um flexibel zu sein.

So geht's: Dehnbare Bindungen schaffen

- Virtuell, aus dem Abstand (siehe **„Abstand gewinnen"**) das Verbindungs-Band betrachten: Wie sieht es aus? Wie fühlt es sich an?

- Die Frage stellen: „Wie sollte es in seiner vollkommensten Art aussehen?" Betrachte dies virtuell aus dem Abstand.
- Was braucht es nun an „Heilmitteln", dass das starre Band ein flexibles Band wird?

  1. Alles, was spontan „ein-fällt" ist richtig: Klänge, Farben, Orte, Stimmungen, Gefühle, ...
  2. Muss etwas vom starren Band weggenommen werden, weil es nicht dazugehört? Die Angst vor..., die Erinnerung an..., die Geschichte der Familie von anno dazumal...

- Lies dazu auch das Kapitel **„den Raum gestalten"**
- Es kann sein, dass das Wesen Verbindungs-Band immer mal wieder auf diese liebevolle Art betrachtet sein möchte.

Hilfreich zum Beispiel für:

- Kinder, die das erste Mal „fremd" betreut werden sollen (egal, ob von Oma, Tagesmutter oder Kita)
- Kinder, die einen Kita- oder Schulwechsel vor sich haben.
- Kinder, die umziehen und die Abschied nehmen sollen/wollen von der alten Wohnung, Kita, Stadt, Freunden...

Beispiel:

Die Eingewöhnung in die Krippe dauert. Im Gespräch zwischen der Bezugsperson der Kita, der Leitung und wechselnd der Mutter mit beiden Kita-Personen wird klar, dass die Corona-Zeit, in der das Kind geboren wurde, das Kind förmlich an die Mutter klebte. Bei ihr ist Sicherheit.

In diesem Beispiel gestalteten die beiden Pädagoginnen den Raum der „Dehnbaren Bindung" für das Kind. In kleinen Schrittchen gelang die Gewöhnung an die Kita. An Tagen, an denen vergessen wurde, den Raum der Eingewöhnung einschließlich der dehnbaren Bindung bewusst zu gestalten, gab es zunächst unverständliche Rückschritte. An Tagen, an denen der Raum der dehnbaren Bindung und Eingewöhnung von den Pädagoginnen liebevoll gestaltet wurde, gelangen kleine wundervolle Fortschritte der Eingewöhnung.

Ein geliebtes Kind

geht seinen Lebensweg –

liebevoll gehalten vom Leben,

nicht starr gefesselt an die Eltern.

Mein Kind wertschätzen

Braucht ein Kind Zuspruch, Lob, Ermutigung, um sich zu entfalten? Oder geht die Entfaltung des Kindes ganz von alleine?

Ja, die Entfaltung geht von alleine, wenn der Raum der Entfaltung bereitet ist.

So geht's: Mein Kind wertschätzen – Variante 1: Den Raum der Entfaltung bereiten

* Virtuell eine leere Blase auf die Hand nehmen = Raum. Benennen mit „Raum der Entfaltung meines Kindes (Name einfügen)" (siehe **„den Raum gestalten"**).

* In der Vorstellung der Blase (dem Raum) Wurzeln nach unten geben zum Erden-Kern, Mutter Erde oder wie auch immer du dazu sagen magst. Und nach oben goldene Fäden oder Wurzeln wachsen lassen zur Sonne, zum Einen, zu Gott, oder wie du die große Kraft des Lebens nennen magst.

* Nun in den Raum virtuell all das geben, was das Kind zur Entfaltung braucht – zu SEINER Entfaltung! Manchmal ist es hilfreich, sich dabei das schon erwachsene, schön und leicht entfaltete Kind vorzustellen, was es brauchte, als es „damals" (also heute) Kind war. Vielleicht ist es: Freude, Leichtigkeit, ausreichend Zeit und Platz, Neugierde, wenig feste Termine, bunte Farben, schöne Klänge… meist muss man gar nicht so genau wissen, wie genau das aussieht, was man in den Raum gibt. Manchmal ist es sogar besser, dies nicht einzuschränken…

- Wenn alles drin ist – Blase in die Luft entsenden... Sie findet ihr Kind. Wenn du die Blase/ den Raum der Entfaltung für dein Kind geschaffen hast, bist du ziemlich sicher (eine Zeitlang) verantwortlich für sie. „Schau" sie dir also immer mal wieder virtuell an, ob sie etwas von dir braucht.

Kinder freuen sich, wenn sie die Wertschätzung, die wir ihnen gegenüber empfinden, mit ihren Ohren hören oder mit ihren Sinnen fühlen. Worte öffnen Räume. Es ist also hilfreich, entfaltende Worte und Sätze zu gebrauchen.

So geht's: Mein Kind wertschätzen – Variante 2: Sprache

- **Ermutigung statt Lob** = Beschreibung dessen, was das Kind tut, nicht das Ergebnis benennen. (Besser: „Oh, du hast mit so viel Freude dieses Bild gemalt!"). Lob macht süchtig nach mehr, schafft deshalb eine Abhängigkeit. (Statt: „Das hast du schön gemalt.")
- Verneinungen vermeiden, stattdessen das formulieren, was schön und richtig war: „Du bist ganz richtig am Gehsteig gegangen!" (Statt: „Super, du bist gar nicht auf die Straße gehüpft.") – Das Gehirn hört meist in Bildern; bis das Bild für das Wort „nicht" produziert wird (durchgestrichen oder Stopp-Schild), ist das erste Bild schon aktiviert.
- Sich die Zeit nehmen, schönen Worten nachzuspüren... welche Entfaltung entsteht in meinem Gehirn zum Beispiel bei „Sandkasten" (Freiheit oder Schmutz? Oder...?) oder „Rose" (guter Duft, Entfaltung oder Stacheln, Juckreiz der Hagebuttenkerne? Oder...?). Was sende ich also meinem Kind mit meiner Sprache? (Beispiel: Falls ich Sandkasten mit Dreck verbinde und mein Kind

wertschätze, dass es so schön im Sand gespielt hat, unbewusst aber die viele Arbeit mit der dreckigen Wäsche vor mir sehe – was kommt wohl beim Kind an? Fühlt es eher die gewollte Wertschätzung oder meine Überlastung?)

- Sich die Zeit nehmen, der eigentlichen Wortbedeutung nach zu lauschen – was sagt ein Wort eigentlich aus? „Ich muss zulassen, dass mein Kind sich entfaltet." – Aha, das muss ich also *zu* lassen... Hm, das war dann wohl ein Missverständnis. Ich wollte doch den Raum *auf* machen, dass mein Kind sich entfalten kann.

Und dann gibt es Zeiten im Leben einer jungen Familie, da ist alles so anstrengend, da fehlt so viel Zeit und Muße, dass es einem als Erwachsenem nicht gelingt, dem Kind schöne Worte zu sagen. Dann ist es eine gute Möglichkeit, bei sich selber anzufangen mit der Wertschätzung.

So geht's: Mein Kind wertschätzen - Variante 3: mich selbst wertschätzen

- Mich dafür entscheiden, dass ich und nur ich diejenige bin, die haargenau weiß und fühlt, welche Worte zu welcher Zeit genau auf diese Art und Weise gesprochen, für mich als wundervolle Ermutigung ankommen, die mich zu meiner eigenen Entfaltung anregen. Gleiches gilt für Gesten, Mimik, Taten (was möchte ich mal wieder tun?) etc.
- Mich dafür entscheiden, dass ich und nur ich diejenige bin, die mich jetzt wertschätzten kann auf genau die Art, die bei mir vollkommen ankommt. Und es tun, wenn die richtige Zeit ist.

Hilfreich zum Beispiel für:

- Für jedes Kind
- Für jeden Erwachsenen
- Für jede Familie
- Für jede Kita...

Beispiel:

Eine Pädagogin besucht die Kita-Leitung im Büro und erzählt ihr von einer für sie schwierigen Situation. Die beiden fachsimpeln, fühlen sich ein, finden Lösungen. Die Leitung ist angetan von der Pädagogin. Am Ende fragt sie: „Und wann hast du dir das letzte Mal ein paar schöne Worte gesagt?" Mit einem Erkennungslächeln nimmt die Pädagogin gerne die Anregung an und verlässt guter Dinge das Büro.

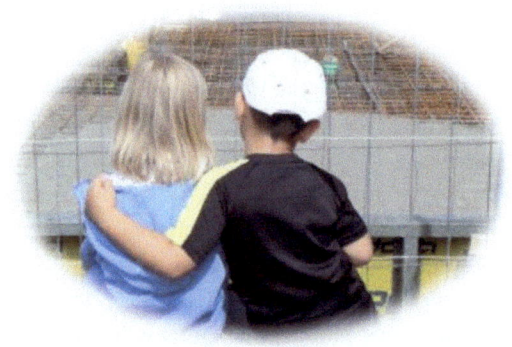

Wahlmöglichkeiten

Kinder brauchen klare, Sicherheit gebende Grenzen – mögen diese auch noch so weit entfernt vom Zentrum Kind sein: Irgendwo sind sie. Und müssen eingehalten werden. Wenn wir Erwachsene selbst KEIN Thema damit haben, nötige, richtige Grenzen zu akzeptieren, dann haben wir auch kein Thema damit, sie so auszusprechen, dass sie vom Kind eingehalten werden. „Natürliche Autorität" will gelebt sein.

Sobald die Grenzen klar sind, können sie mit Hilfe der Wahlmöglichkeit leicht umgesetzt werden, sollte das Kind gerade keine Lust haben, sie einzuhalten. Beiden Beteiligten (Erwachsenen und Kind) müssen die Grenzen (im Sinne der Einen Regel – siehe „Die Eine Regel") also vorher klar sein! Nur dann kann die Wahlmöglichkeit greifen.

So geht`s: Wahlmöglichkeiten

- Betrachte vorab das Wesen „Regeln einhalten bei Familie... (euer Familienname)" aus dem Abstand (siehe **„Abstand halten")**.
- Gestalte vorab den „Raum Regeln einhalten bei Familie... (euer Familienname)" und den „Raum Wahlmöglichkeit" (siehe **„den Raum gestalten")**.
- Nun hast du alles vorbereitet und die Realität wird diesem Plan folgen. Und die geht so:

Das Kind (K) setzt die Regel nicht um
– Erwachsener (E) besteht auf der Einhaltung
– K weigert sich
– E bietet Wahl 1 oder Wahl 2 an
– K weigert sich
– E: „Entscheide dich, sonst entscheide ich."
– K weigert sich

– E entscheidet sich für eine Wahl, z.B. 1
– K weigert sich
– E ruhig: „Ich sehe, du magst noch nicht." E bietet eine zweite Wahl an, die sich aus der vorher gegebenen Wahl (hier Wahl 1) ergibt, also nun Wahl 1a oder Wahl 1b
– K weigert sich
– Deshalb trifft E die Wahl, hier also Wahl 1b
– So geht es nun weiter, wie ein Baum, der sich auffaltet, immer in der einmal gewählten Verästelung bleiben:
Wahl 1
– Wahl 1b
– dann Wahl 1bI
– dann Wahl 1bIA
– und so fort.

Es werden immer nur zwei Varianten angeboten. Irgendwann merkt der Erwachsene zum einen, dass ihm fast nichts mehr einfällt. Jetzt ist der Moment, wo man sein kindliches Gemüt einschalten kann: Was für ein witziges Spiel! Was fällt mir noch ein? Ich schaue mich mal um und sehe... ach, hier, im Regal... Zum anderen ist jetzt der Moment, in dem das Kind merkt, dass dem Erwachsenen gleich nichts mehr einfällt und er in den Spielmodus umgeschaltet hat. Jetzt ist der Moment, wo der Ernst aus der Situation verschwunden ist. Wo das Kind merkt, es geht um die Sache, nämlich das Spiel(!), und nicht darum, dem Kind seine eigene natürliche Autorität zu verwehren. Meist wird das Kind nun eine der Wahlmöglichkeiten ausprobieren – oder die Situation wird sich ganz leichtgängig lösen.

Beispiel Hose anziehen: die gelbe oder die blaue
– die blaue mit dem rechten oder dem linken Hosenbein zuerst?

– die blaue, zuerst ins rechte Hosenbein, schnell oder langsam?

– die blaue, zuerst ins rechte Hosenbein, langsam… als Regenwurm oder als Bobby Car?

– die blaue, zuerst ins rechte Hosenbein, als Regenwurm… der ein Lied singt oder der schläft?

– die blaue, zuerst ins rechte Hosenbein, als schlafender Regenwurm… der eine Schlafmütze aufhat oder der die Augen zu hat?

- die blaue, zuerst ins rechte Hosenbein, als schlafender Regenwurm, der die Augen zu hat… und mit seinem Regenwurmkörper tastet oder den Weg riecht? … und so fort.

Hilfreich zum Beispiel für:

- Immer in Kombination mit vielen anderen Werkzeugen der Telos®-Entfaltung – nur als temporäre Zwischen- oder Notlösung geeignet.
- Für Situationen, in denen die Grenzen und Regeln klar sind, das Kind aber gerade zeigt, dass es ein eigenständiges Wesen ist.
- Als Hilfe in einer Zeit, in der der Erwachsene sich selbst auf den Weg macht, seine eigenen Stärken (und Schwächen) kennenzulernen und die Familie ihre eigenen Grenzen entfaltet.

Beispiel:

In der Familie sind ein paar junge Kinder dabei, sich in der Garderobe anzuziehen. Das Jüngste ist „bockig". Die ermüdete Mutter erkennt – gerade noch rechtzeitig – ihre eigenen Wahl-Möglichkeiten, bevor sie voller Wut schimpft und damit die Weiche stellen würde für den dann nur noch einzigen Weg: Streit. Sie entscheidet sich dafür, das Heft aktiv und agierend in die Hand zu nehmen, anstatt sich genervt und reagierend auf den Wutweg einzulassen. Sie greift zum Mittel der Wahl und lotst das Kind mit verschiedenen Wahlmöglichkeiten durch das Anziehen der Draußen-Sachen. Die anderen Kinder spüren ihre friedliche und Sicherheit gebende Autorität und warten derweil geduldig im Vorgarten.

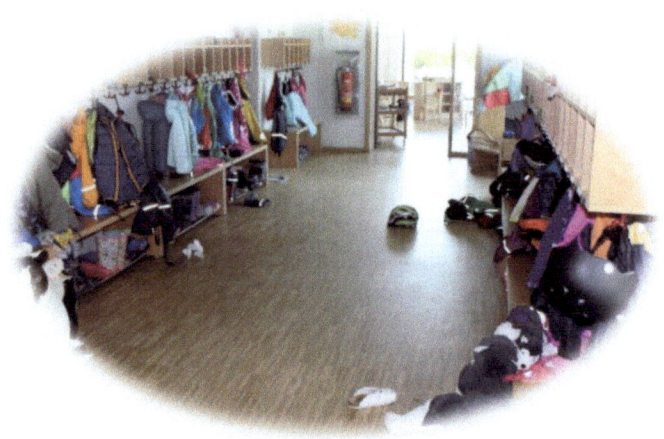

Die Eine Regel

Gesundheit an Leib und Leben hat immer Vorrang.

Die Eine Regel erweitert dies um zwei Aspekte:

- Gesundheit auf allen Ebenen: Seele, Geist, Rhythmus (Herz, Craniosakral...) und so fort.
- Alles und alle sind ein Wesen und wollen gesund sein: Tisch, Schrank, Tasse, Lebensmittel, die Wiese, das Bobby-Car, die Zahnpasta-Tube, das Wesen „unser Morgenritual", der Raum „wir gestalten Regeln in der Familie", der Raum „Pflichten aller Familienmitglieder" und so weiter und wo fort.

So geht's: Die Eine Regel

- Betrachte den Raum „die Eine Regel" aus dem Abstand (siehe **„Abstand halten"**).
- Gestalte den Raum „die Eine Regel in unserer Familie" – wirf alles raus, was nicht hineingehört, fülle alles hinein, was gebraucht wird.
- Die Eine Regel gilt für alle.
- Sobald jemand Gefahr spürt, dass ein Wesen auf einer Ebene verletzt wird, erinnert er an die Eine Regel.
- Im „Bild vom Kind" gehen wir davon aus, dass kein Kind jemandem weh tun möchte. Also halten alle Kinder, die auf allen Ebenen gesund sind, die Eine Regel gerne ein. Und die Erwachsenen ebenso.
- Achte immer mal wieder darauf, ob der Raum „die Eine Regel" und der Raum „wir gestalten Regeln in der Familie" mit dem gefüllt ist, was wirklich rein soll.

Hilfreich zum Beispiel für:

- Das Zusammenleben von Kindern untereinander: Familien, Kitas, Klassen...
- Das Zusammenleben von einzelnen Kindern mit Erwachsenen: Familien, Kitas, Klassen...

Beispiel:

Ein dreijähriges Kind klopft voller Inbrunst mit einem Stück Holz auf einen leeren Topf. Es kann nichts passieren: Holz und Topf dürften kaputt gehen. Aber die Ohren und Nerven der Zuhörenden liegen bald blank. Jetzt greift - die Eine Regel: Es soll die Freude des Kindes gesund bleiben UND die Nerven und Ohren der Beteiligten. Jemand erklärt dem Kind kurz und freundlich: „Unsere Ohren tun weh, weil das Klopfen so laut ist." Das Kind hört zu, überlegt einen Moment, und sagt dann: „Nur noch kurz!" Es klopft noch ein paar Mal auf den Topf, dann legt es den Schlägel beiseite und verkündet: „Genug!" Es wendet sich nun einem anderen Spiel zu.

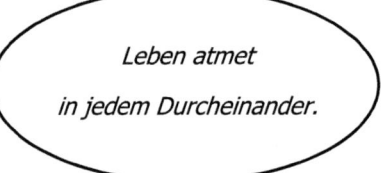

Leben atmet

in jedem Durcheinander.

Kalender-Methode/die Uhr

Wir Erwachsene wissen durch langjährige Erfahrung, was „in einem Tag", „eine Woche", „ein Monat" und so fort, bedeutet. Kinder wissen das (noch) nicht. Für sie sind das erst einmal unverständliche Begriffe, mit denen sie nichts anfangen können. Kinder bekommen zum einen ein tatsächlich greifbares Gefühl für Zeit, zum anderen erkennen sie, dass Zeit kein undefinierbarer Begriff ist, sondern eine feste Größe, auf die man sich verlassen kann.

So geht`s: Kalender-Methode

- Lerne das Wesen „Kalender-Methode" und das Wesen „Uhr-Methode" aus dem Abstand heraus kennen (siehe **„Abstand halten"**).

- Gestalte den Raum für die beiden (siehe **„Raum gestalten"**). Und jetzt folgt die Realität dem Plan:

- Ein Termin, der für das Kind wichtig ist, muss als solcher erkannt werden. Dies können Termine sein, die das Kind direkt betreffen (Kindergeburtstag, Zahnarzt, Flötenstunde einmal die Woche...) oder die das Kind indirekt betreffen (Mama auf Dienstreise, Oma im Krankenhaus, Familie in Urlaub, Kita geschlossen...)

- Dieser Termin wird gemeinsam mit dem Kind in den Kalender notiert. Dazu eignet sich ein Monats-kalender, auf dem es Spalten für die einzelnen Tage gibt. Das Kind erkennt sehr schnell: Der dunkle dünne Strich zwischen den Tagen ist die Nacht, davon bekommt man nicht so viel mit, man schläft ja, und dunkel ist die Nacht auch.

- Gemeinsam notiert bedeutet: Die Eltern zeigen dem Kind den betreffenden Tag – das Kind malt/schreibt in seiner eigenen „Schreibweise" sein persönliches Zeichen in den Kalender an die richtige Stelle.

- Nun kann das Kind, zunächst mit Anleitung und Hilfe der Erwachsenen die Tagesklammer jeden Morgen einen Tag weiterwandern lassen (nur einen schwarzen Strich überspringen, denn wenn man schläft, schläft man ja nur eine Nacht und nicht mehrere...)

So geht`s: Uhr-Methode

- Kindern hilft eine klare Ansage, die sich auf eine genaue Minuten-/Zeitangabe bezieht: „In fünf Minuten ist Aufräumzeit." „In einer viertel Stunde gehen wir los in die Kita." „In einer Stunde kommt Mama von der Arbeit heim."
- Diese genannten Zeiten müssen unbedingt eingehalten werden – denn das Kind speichert nach und nach den genannten Zeitbegriff mit seinem inneren Empfinden ab. Es soll ja die richtige Zeit abspeichern und keine gefühlte, die sich täglich ändert.
- Hilfreich ist es, eine Uhr mit Zeigern zu verwenden, auf der man benennen kann, in welche Richtung welcher Zeiger wann steht: „In einer viertel Stunde zeigt der große Zeiger zum Fenster raus."

Hilfreich zum Beispiel für:

- Kinder, die regelmäßige, immer wiederkehrende Termine im Blick haben möchten: Werktags um 8.00 Uhr in die Kita, immer montags um 15.00 Uhr zum Turnen, jeden Freitag-Nachmittag zu Oma und Opa...

- Kinder, die einmalige Termine im Blick haben möchten: Kindergeburtstag vom Freund, Arzttermin, Abfahrt in den Urlaub…

Beispiel:

In unserer Kita wird die Erinnerung zum Aufräumen im einen Zimmer früher, im anderen später ausgesprochen, damit wir alle gleichzeitig fertig sind: Im ersten dauert es länger, all die feinen Teilchen wieder in ihre Gefäße zu füllen: „In zehn Minuten ist Aufräumzeit" und „in fünf Minuten ist Aufräumzeit". Die Kinder orientieren sich daran und sind nicht erstaunt, wenn im ersten Zimmer früher die Aufräumglocke läutet, als in den anderen.

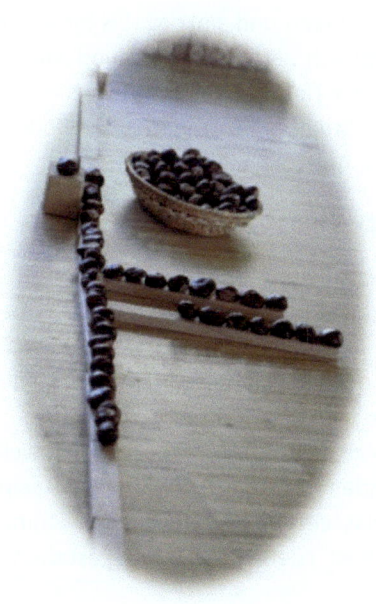

Langeweile

„Mir ist sooo langweilig!" Was für ein unangenehmes Gefühl...

Wer ist verantwortlich für die Langeweile eines Kindes? Manchmal hat man den Eindruck, manche Kinder haben den Anspruch, dass die Erwachsenen die Langeweile des Kindes beseitigen müssten. Dem ist nicht so. Jedes Kind hat ein Recht auf seine Langeweile.

Langeweile = lange Weile: Eine lange Weile ganz für sich selbst haben... bis auf den tiefsten Grund des Seins hinab zu sinken... die Gedanken treiben lassen... fades Gefühl... oder doch nicht? Wenn es gelingt, ganz in die lange Weile einzutauchen, finden Kinder fast immer den eigenen Impuls, daraus wieder aufzutauchen. Es ist, als ob sie in einen tiefen See sinken und sinken und sinken... bis ihr Fuß plötzlich auf Grund stößt, sie sich heftig abstoßen und wieder nach oben schnellen. Aus der Tiefe des Sees bringen sie etwas mit: Eine Muschel, einen Stein, ein Brösel, das am Boden herum lag, eine Frage, eine Antwort, eine Idee...

So geht`s: Langeweile wird zur langen Weile.

- Für sich alleine – oder mit dem Partner – das Wesen „Langeweile" kennenlernen, vielleicht mal „eine Tasse Tee mit ihm trinken", vielleicht lieber mit Abstand: Wie sieht es aus? Wie fühlt es sich an? (Siehe **„Abstand halten"**)
- Was braucht das Wesen Langeweile, um zu gesunden (falls es nicht vollkommen sein sollte)? Gib ihm das virtuell, indem du den Raum Langeweile gestaltest. (siehe **„den Raum gestalten".**)

- Gib dir selbst immer mal wieder lange Weile... man sagt auch „lass die Seele baumeln" dazu... ohne Smartphone, ohne Kinderbeaufsichtigung, ohne... es muss nicht lange sein... es geht um die Qualität. Befreunde dich mit der langen Weile...
- Und das Kind? Es kann sehr gut sein, dass du nun mit/für das Kind gar nichts mehr real machen musst. Und wenn? Dann betrachte die Situation wieder mit Abstand und gestalte nochmal den Raum... vielleicht hat sich ein neuer Raum eingeschlichen, der heute dran ist, um von dir liebevoll und intensiv kennengelernt zu werden?

Hilfreich zum Beispiel für:

- Alle Menschen, egal welchen Alters

Beispiel:

„Was kann ich machen?" fragt ein Kind die Pädagogin in der Kita. Diese fühlt sich einen Moment ein in das Kind: Braucht es wirklich eine neue Anregung? Oder ist es einfach nur gewohnt, dass ihm Beschäftigung eine nach der anderen vorgesetzt wird?

Fortsetzung

Die Schatzkiste der Telos-Entfaltung birgt noch viel mehr Werkzeuge… weitere Bücher folgen.

Weitere Vertiefung

Das Kind ist Schöpfer…seines Lebens. Mit vielen Beispielen und Übungen. Veronika Seiler, Veröffentlichung Winter 2022/23

Telos®-Entfaltung

Es gibt Fortbildungen und Seminare für Eltern und Pädagog*innen. Wer mehr erfahren will, wird hier fündig:

Telos®-Kinderhaus: www.telos-kinderhaus.de

ZeiTRauM Schöpfung: www.veronika-seiler.de

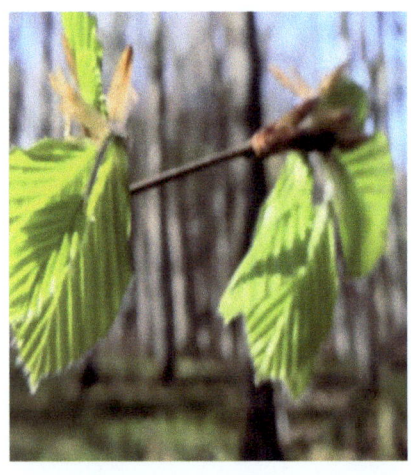

Das erwartet Sie in diesem Buch

Sie fühlen sich leicht gestresst? Sie haben das Gefühl, nicht verstanden zu werden? Sie haben das Gefühl, nicht stark genug in manchen Situationen zu sein? Vulnerabel zu sein, bedeutet nicht gleich, schwach zu sein. Man muss nur lernen, an sich selbst zu glauben, denn Ihre Vulnerabilität hängt davon ab, ob Sie nicht an sich glauben.

Wenn Sie lernen möchten, wie das am besten funktioniert und wie Sie gegen Ihre Vulnerabilität ankämpfen können, dann haben Sie mit dem Kauf

dieses Buches schon alles richtig gemacht. Sie werden erfahren, was Vulnerabilität überhaupt bedeutet, wozu sie führen kann und wie Sie diese senken können. Sie werden lernen, ganz anders mit Ihren Emotionen und Handlungen umzugehen, und Sie werden lernen, sich selbst zu verstehen.

Die Vulnerabilität verstehen

WAS BEDEUTET ES, VULNERABEL ZU SEIN?

Bevor Sie mit der Praxis beginnen, ist es wichtig, dass Sie erkennen, was es überhaupt bedeutet, vulnerabel zu sein, denn nur, weil jemand psychisch leicht verletzlich ist, bedeutet dies nicht gleich, dass diese Person vulnerabel ist.

Vulnerable Menschen werden oft leicht durch negative Einflüsse verletzt und sind anfällig für äußere Einflüsse. Sie sind von Misserfolgen und Rückschlägen oft hart getroffen und erholen sich ziemlich schwer davon, ganz im Gegenteil zu

resilienten Menschen, die nach einem Rückschlag stärker sind als davor. Oft leiden vulnerable Menschen außerdem unter Persönlichkeitsstörungen, Burn-out oder Depressionen.

Achtung: Es ist ganz wichtig, Vulnerabilität nicht mit dem Begriff „Sensibilität" zu verwechseln, denn das ist etwas ganz anderes.

WIE KANN ES ZU EINER HÖHEREN VULNERABILITÄT KOMMEN?

Sie wissen nun, was es bedeutet, vulnerabel zu sein. Nun geht es darum zu erfahren, was überhaupt zu einer erhöhten Vulnerabilität führen kann. Der größte Faktor hierbei sind die Gene, das bedeutet also, dass Vulnerabilität oft angeboren und in unseren Genen verankert ist. Wenn Sie also jemanden in der Familie haben, bei dem Sie das Gefühl haben, diese Person könnte vulnerabel sein, dann kann es sein, dass Sie dies von ihr geerbt haben.

Ein weiterer Faktor ist der Einfluss der Eltern auf ein Kind. Viele psychische Erkrankungen haben Ursprung in der Kindheit, leider ist das so. Das, was wir in unserem Leben erleben, macht uns

zu dem, der wir heute sind. Ein Kind ist besonders in den ersten fünf Lebensjahren seinen Bezugspersonen und vor allem der Mutter komplett ausgeliefert. Die Nähe, die Distanz, die Vorbildfunktion oder auch der Erziehungsstil setzen die elementaren Steine für den späteren Lebensweg. Ist der Vater streng? Ist die Mutter depressiv oder chronisch überfordert?

Jeder von uns ist im Leben oft bestimmten Phasen ausgesetzt, in denen wir eine erhöhte Vulnerabilität aufweisen.

WOZU KANN VULNERABILITÄT FÜHREN?

Wie bereits erwähnt, leiden viele vulnerable Menschen am Borderline-Syndrom. Diese Patienten können besonders überempfindlich auf Berührungen oder Zuwendung von Bezugspersonen reagieren.

Leider kann Vulnerabilität auch eher zu psychischen Störungen führen, da man leicht emotional verwundbar ist.

Da vulnerable Menschen eine hohe Sensibilität haben, leiden diese oft unter einer langsamen

Rückkehr zum grundlegenden emotionalen Zustand.

Brené Brown, Professorin und Forscherin über Emotionen, ist nach jahrelangen Forschungen zu dem Entschluss gekommen, dass das, was uns Angst macht, positiv für uns ist, und wenn wir es schaffen, unsere Vulnerabilität zu akzeptieren, hat diese das Potenzial sich in Glück zu verwandeln.

DIE EIGENSCHAFTEN EINER VULNERABLEN PERSON

Vulnerable Menschen zeigen Emotionen ganz leicht. Dies erkennt man beispielsweise an einem verzweifeltem Weinen bei einem Streit, zudem sind sie sehr emphatisch. Sie benötigen mehr Zeit, um Entscheidungen zu treffen, und treffen moralische Entscheidungen, welche auf den eigenen Emotionen basieren.

Außerdem sind sie extravertiert, zuverlässig, reflektierend, intuitiv, achten auf die kleinsten Details und führen ein emotional intensives Leben. Sie sind gelangweilt von der Routine und suchen immer nach äußeren Reizen. Sie haben keine

Angst vor Konsequenzen der eigenen Handlungen
und sind leicht zu ärgern.

Das Vulnerabilitäts-Stress-Modell

WAS IST DAS?

Das Vulnerabilitäts-Stress-Modell, welches auch Diathesis-Stress-Modell genannt wird, wird in der klinischen Psychologie genutzt, um die Verletzlichkeit eines Menschen zu beschreiben. Es gibt Menschen, die besser mit Stress umgehen können und sich somit nicht davon unterkriegen lassen. Dann gibt es wiederum Menschen, die für Stress ziemlich anfällig sind und sich schnell unterkriegen lassen. Dies ist meistens der Fall bei vulnerablen Menschen.

Wie Sie nun bereits wissen, sind diese Menschen auch mehr gefährdet, an einer psychischen Erkrankung zu leiden.

Bei diesem Modell handelt es sich um einen Erklärungsansatz, wodurch die genetischen Veranlagungen in die erlernten Verhaltensmuster in Beziehung gesetzt werden. Das bedeutet somit: weniger gefährdete Menschen haben unterschiedliche Voraussetzungen gegenüber Stress.

Vulnerable Menschen sind jedoch längst nicht verloren, denn es gibt gewisse Schutzfaktoren, die dabei helfen, die Vulnerabilität zu senken.

DAS STRESSFASS

Das Modell arbeitet mit dem sogenannten „Stressfass". Dieses Fass beschreibt, wie viel Stress eine Person aushalten kann, bevor es zu einer psychischen Erkrankung kommt. Das Fass wird mit allen kleinen und großen Stresssituationen im Leben gefüllt, egal, ob privat oder beruflich. Jedes Fass ist dabei individuell, da jeder Mensch unterschiedlich belastbar ist.

Um das Modell zu verstehen, stellen Sie sich also ein Fass vor. Bei manchen Menschen ist der

Boden des Fasses höher und bei anderen niedriger. Ein höherer Boden bedeutet hierbei weniger Fassungsvermögen. Somit wird das Fass schneller gefüllt und läuft eher über, was bedeutet, dass die Gefährdung für psychische Krankheiten höher ist.

RESILIENZ UND IHRE WIRKUNG

Es gibt viele verschiedene Faktoren, die darüber entscheiden, wie viel Stress Ihr Fass aufnehmen kann, bevor es zu überlaufen droht.

Sie haben jedoch die Möglichkeit, selbst zu beeinflussen, wie viel Stress Sie in Ihr Fass hereinlassen. Hierbei lautet das Stichwort Resilienz. Resilienz ist in der Psychologie das Gegenteil von Vulnerabilität. Durch diese Fähigkeit wird beschrieben, wie flexibel Sie auf Stress reagieren. Das bedeutet also, Sie lassen nicht so viel Stress zu und Sie können diesen bewusst herunterregulieren. Um es etwas leichter zu erklären: Resilienz wirkt wie ein Deckel für das Stressfass.

Resilienz wird in Bezug auf dieses Modell durch Schutzfaktoren gestärkt. Dazu zählen beispielsweise soziale Unterstützung oder ein hoher Selbstwert.

Es stimmt, dass jeder von uns unterschiedliche Voraussetzungen hat und für psychische Erkrankungen, welche durch Stress entstehen, anders gefährdet ist. Man kann eine psychische Erkrankung auch nicht immer vermeiden. Wir haben jedoch alle die Fähigkeit, unsere eigene Vulnerabilität zu senken und unsere Resilienz zu stärken.

Als vulnerabler Mensch müssen Sie lernen, Ihre Vulnerabilität in Stärke umzusetzen und nicht jede Situation oder jedes Wort in Ihrem Leben zu nah an sich heranzulassen.

Vulnerabilität senken

SELBSTWAHRNEHMUNG STÄRKEN

Vulnerabilität wird bereits in der Kindheit angelegt. Es werden bereits früh Voraussetzungen dafür geschaffen, ob man mit Stress umgehen kann. Wir müssen früh lernen, uns unserer Gefühle bewusst zu sein und ein angemessenes Verhalten im Umgang mit Emotionen vermittelt zu bekommen.

Wenn wir erwachsen sind, ist es wichtig, dass wir wissen, bis zu welchem Punkt wir eine Situation emotional aushalten und wann wir gegensteuern müssen.

Selbstwahrnehmung ist somit das Schlüsselwort. Es handelt sich hierbei um die Fähigkeit, sich seiner selbst bewusst zu sein. Dabei gibt es körperliche Selbstwahrnehmung, geistig-emotionale Selbstwahrnehmung und spirituelle Selbstwahrnehmung. Sie können sich selbst auf viele unterschiedliche Weisen wahrnehmen.

Es gibt Menschen, die beispielsweise eine gestörte Selbstwahrnehmung haben. In diesem Fall nehmen diese sich selbst so wahr, wie sie gar nicht sind. Damit Sie dies besser verstehen, können Sie an Anorektiker denken. Das sind Menschen, die sehr dünn und besessen davon sind, noch dünner zu werden. Medizinisch sind diese Menschen bereits untergewichtig, doch sie nehmen sich selbst als zu dick wahr. Sie haben also eine beeinträchtigte Selbstwahrnehmung.

Dann gibt es wiederum Menschen, die eine gesteigerte Selbstwahrnehmung haben. Diese Menschen sind ständig in der Selbstwahrnehmung und ziehen dann Schlüsse daraus, was andere auch wahrnehmen.

Wenn Ihre Selbstwahrnehmung krankhaft ist, dann sollten Sie natürlich in psychische Behandlung. Kleinere Selbstwahrnehmungsstörungen

können Sie natürlich beseitigen. Welche Möglichkeiten es dafür gibt, erkläre ich Ihnen später.

Selbstwahrnehmung bedeutet auch, Ihre eigenen Grenzen zu kennen. Um dies tun zu können, kann zum Beispiel in Präventionsmaßnahmen die Körperwahrnehmung geschult werden. Es gibt bestimmte Übungen, bei denen Sie durch Ihren Körper gehen und nachspüren, wie Sie sich fühlen.

Es gibt viele Situationen im Leben, in denen Menschen nichts anderes übrig bleibt, als resilient zu sein. Sei es ein Unfall, eine Behinderung, ein Trauma, all diese Dinge prägen uns. In solchen Fällen wird jedoch kaum von Resilienz gesprochen. Grund dafür ist eben, dass man denkt, dass in solchen Situationen einem Menschen nichts anderes übrig bleibt, als es zu akzeptieren und das Beste daraus zu machen.

Doch das, was Resilienz wirklich bringt, ist, durch die eigene Verletzlichkeit Stärke zu entwickeln.

SELBSTWAHRNEHMUNG
STÄRKEN MIT YOGA

Um Ihre Vulnerabilität zu senken, müssen Sie also lernen, Ihre Selbstwahrnehmung zu stärken. Dafür gibt es unterschiedliche Möglichkeiten.

Sie kennen sicherlich Yoga. Es ist die Kunst, Körper und Seele durch Meditation und Konzentration in Einklang zu bringen. Es geht dabei außerdem um die Verbindung der Seele des Menschen mit dem Allumfassenden und Göttlichen.

Diese Technik war anfänglich rein spirituell, wobei die Stellungen des Yoga nur der Vorbereitung auf das Meditieren dienten. Nach einiger Zeit wurden dann die körperlichen Übungen hinzugefügt. Somit wurde Yoga zunehmend zu dem, was wir heute darunter verstehen.

Es gibt einige 5500 Jahre alten Abbildungen, welche vermuten lassen, dass Yoga bereits in der Bronzezeit praktiziert wurde. Bis heute sind sich jedoch Historiker nicht über den genauen Entstehungszeitpunkt des Yoga einig.

Die Gründe, weshalb Yoga in der heutigen Zeit ausgeübt wird, sind vielfältig; sei es, um den Körper zu fördern, der Seele eine Pause zu gönnen

oder vom Alltagsstress zu entkommen. Yoga dient also zur Entspannung, die Seele wird während der Ausübung angesprochen und Stress wird reduziert.

Dabei gibt es unterschiedliche Yoga-Formen, welche den Fokus wiederum auf unterschiedliche Dinge legen. Manche möchten beispielsweise ihren Körper beweglich und geschmeidig halten oder etwas abnehmen, andere möchten hingegen mit Yoga die Ruhe in sich finden und vieles mehr. Zu den bekanntesten Yoga-Arten gehören Hatha-Yoga und Kundalini-Yoga.

Hatha-Yoga ist die populärste Yoga-Richtung auf der Welt. Hier stehen langsame und entspannte Körper- und Atemübungen im Vordergrund. Kundalini-Yoga ist hingegen eine spirituellere Form des Yoga mit vielen Atem- und Meditationstechniken.

Yoga hat eine Stress-reduzierende Wirkung, somit ist es sehr hilfreich für vulnerable Menschen. Das Training aktiviert den Parasympathikus, welcher im vegetativen Nervensystem die Rolle des „Ruhenervs" einnimmt. Er dämpft somit bestimmte Körperprozesse wie Atmung, Herzschlag und Muskelentspannung und sorgst dafür,

dass Sie sich entspannen und erholen. Außerdem wird die Ausschüttung des Stresshormons Cortisol vermindert. Wer Yoga regelmäßig ausübt und gut beherrscht, kann sogar den Blutdruck so beeinflussen, dass Medikamente bei Bluthochdruck unter Umständen nicht mehr nötig sind.

Das Gehirn schüttet zudem einen Botenstoff aus, der bei der Entspannung hilft. Auf diesem Wege kann Yoga sogar bei psychischen Erkrankungen, wie einem Angstsyndrom, helfen.

Zusätzlich werden beim Yoga die Muskeln, Bänder und Faszien gedehnt. Wer Rücken- und Nackenbeschwerden hat und regelmäßig Yoga ausübt, korrigiert auch im Alltag öfter eine ungesunde Körperhaltung. So werden chronische Schmerzen bekämpft.

Sie haben sicherlich in Ihrem Leben bereits Menschen getroffen, die regelmäßig Yoga ausüben. Ist Ihnen jemals aufgefallen, wie gelassen diese Menschen sind? Sie wirken so ruhig und scheinen eine sehr gute Selbstwahrnehmung zu haben, wenn man sich mit Ihnen genauer unterhält.

Genau das hat eine Studie gezeigt: Yoga lässt Sie Ihren Körper positiver wahrnehmen. Für diese

Untersuchung wurden 75 Studentinnen einer Universität im Südosten Amerikas im Alter zwischen 18 bis 30 Jahren zweimal wöchentlich über einen Zeitraum von zwölf Wochen in Yogakurse eingeteilt.

Während dieser Yoga-Sessions übten die Studentinnen Meditation, Posen, Atemtechniken und Flows für Anfänger im Vinyasa- und Ashtanga-Stil.

Die Ergebnisse dabei zeigten einen ziemlich großen Unterschied im Bewusstsein der Frauen. Beispielsweise reduzierte sich die Unzufriedenheit über ihr eigenes Äußeres sehr stark. Das äußerte sich daran, dass sie ihr Aussehen positiver bewerteten als zuvor.

Sie können also durchaus versuchen, mit Yoga Ihre Selbstwahrnehmung zu stärken. Sie werden merken, dass Sie nach einiger Zeit, natürlich bei regelmäßiger Ausübung viel gelassener in vielerlei Hinsichten sind, Sie werden in sich gehen und Ihre Gefühle und Emotionen besser wahrnehmen können. Trainieren sollten Sie allerdings nur unter Aufsicht von ausgebildeten Lehrerinnen oder Lehrern, denn einige Übungen können bei zu viel sportlichem Ehrgeiz zu Verletzungen führen.

WEITERE EMPFEHLUNGEN FÜR EINE BESSERE SELBSTWAHRNEHMUNG

Als Erstes möchte ich Sie darauf hinweisen, dass es nie zu spät ist. Obwohl Sie sich noch nie mit der Selbstwahrnehmung beschäftigt haben, kann nun der Zeitpunkt sein, an dem Sie das zum ersten Mal tun. Das ist auch völlig in Ordnung. Es wird sicherlich eine Herausforderung für Sie sein, es ist nicht einfach, sich mit sich selbst zu befassen und an sich selbst zu arbeiten. Doch es ist sehr wichtig, dass Sie wissen, es ist nie zu spät dafür!

Es wird zu Beginn viel Kraft kosten, die Gegebenheiten zu schaffen, um sich in aller Ruhe und ungestört Gedanken zu machen. Doch es wird sich lohnen, das garantiere ich Ihnen! Im ersten Moment denken die meisten Menschen, es würde nichts bringen. Doch es ist wichtig, im Leben Dinge zu wagen, die man noch nicht kennt. Leider haben wir Menschen oft Angst, Neues auszuprobieren, denn wir leben in einer Zeit, in der wir den Komfort lieben. Wir fühlen uns nur wohl, wenn wir Dinge tun, die uns bekannt sind. Neues macht

uns Angst, weil wir es nicht kennen. Doch wie sollen wir es kennen, wenn wir es nicht versuchen?

Gelegenheiten schaffen: Beginnen wir mit dem ersten Punkt. Legen Sie sich regelmäßig einen Zeitpunkt für eine Begegnung mit sich selbst fest. Es mag vielleicht etwas komisch klingen, aber das ist sehr wichtig. Sie sollten nämlich ungestört sein. Gehen Sie irgendwohin, wo Sie sich wohlfühlen. Versuchen Sie zu vermeiden, sich von bestimmten Dingen ablenken zu lassen. Schalten Sie Ihr Handy aus und sagen Sie allen Menschen in Ihrem Umfeld, dass Sie zu dieser Zeit ungestört sein möchten. Dieser Schritt wird sicherlich bereits eine Herausforderung für Sie sein, denn leider haben wir verlernt, uns Zeit für uns selbst zu nehmen. Wenn die Voraussetzungen geschaffen sind, denken Sie in Ruhe über sich nach. Beginnen Sie mit Ihrer aktuellen Lebenslage. Wie geht es Ihnen? Das ist nicht immer leicht zu beantworten, denn nicht immer ist es uns richtig klar. Welche Probleme beschäftigen Sie im Moment? Schreiben Sie alles auf, worüber Sie nachdenken. Lassen Sie Ihren Gedanken freien Lauf, ohne diese zu bewerten, wie Sie es sonst tun!

Bewusstsein schaffen: Merken Sie wirklich, was Sie gerade fühlen? Es besteht die Möglichkeit, dass Sie das, was Sie fühlen und benötigen, so sehr verdrängt haben, dass Sie sich nicht einmal nach längerem Nachdenken äußern könnten. Eine riesige Hilfe dabei ist ein Tagebuch. Das wird Ihnen im ersten Moment vielleicht etwas komisch vorkommen, doch was haben wir als Kinder oder Jugendliche anders getan? Das hilft Ihnen, jeden Tag auf sich selbst zu schauen, und die Ereignisse, doch vor allem Ihre Gefühle zu verstehen. Auf diesem Wege fordern Sie sich selbst dazu auf, sich die Frage zu stellen: „Wie habe ich mich gefühlt?" Da Sie weder später noch am Wochenende so motiviert sein werden wie jetzt, mit dieser Gewohnheit anzufangen, beginnen Sie jetzt mit Ihrem ersten Eintrag.

Zur Ruhe kommen: Wenn Sie ein Treffen mit sich selbst vereinbart haben, können Sie diesen Zeitpunkt für eine kurze Atemübung nutzen. Setzen Sie sich dazu aufrecht auf den Boden oder einen Stuhl, schließen Sie die Augen und atmen Sie tief ein uns aus. Ihr Bauch sollte sich dabei nach außen beim Einatmen und nach innen beim Ausatmen wölben. Versuchen Sie, sich nur auf

Ihren Atem zu konzentrieren, und denken Sie an nichts anderes. Denken Sie nur an die Luft, welche ein- und ausströmt. Wenn Ihre Gedanken hinfort gleiten, holen Sie sie zurück. Es ist völlig normal, dass Sie keine Möglichkeit haben, an nichts zu denken. Versuchen Sie jedoch jedes Mal, zu Ihrem Atem zurückzufinden.

Selbstbestimmte Entscheidungen: Hier geht es darum, nicht immer mit dem Kopf Entscheidungen zu treffen, sondern auf Ihr Bauchgefühl zu hören. Wenn Sie das Bauchentscheiden verlegt haben, ist es ein guter Anfang, erst mal zu „banalen" Themen Entscheidungen aus dem Bauch heraus zu treffen. Denken Sie über anstehende Pläne nach. Wie möchten Sie den nächsten Tag verbringen? Was soll das nächste Urlaubsziel werden?

Schreiben Sie alle Themen auf und hören Sie auf Ihr Inneres. Versuchen Sie, bei diesen und allen kommenden Entscheidungen auf Ihr Bauchgefühl zu hören. Es wird Ihnen womöglich nicht immer gelingen, da in manchen Situationen auch andere Menschen mitbestimmen müssen. Tun Sie es jedoch, wenn es Ihnen möglich ist. Nehmen Sie Ihr

Bauchgefühl aber wahr und richten Sie sich danach, wenn Sie die Möglichkeit dazu haben.

Körperlicher Ausgleich: Durch Bewegung haben Sie einen körperlichen Ausgleich, was Spannungen abbaut und glücklich macht. Grund dafür sind die Endorphine, die währenddessen ausgeschüttet werden. Sport kann für viele Menschen eine sehr gute Gelegenheit sein, zu sich selbst zu kommen. Vielleicht ist es bei Ihnen ja auch der Fall! Dabei ist es völlig egal, ob Sie joggen gehen, Rad fahren, ins Fitnessstudio gehen. Wenn Sie gern rausgehen, um spazieren zu gehen, dann nutzen Sie diese Zeit, um Ihre Umgebung besser wahrzunehmen. Richten Sie Ihre Aufmerksamkeit auf die Umwelt und genießen Sie die Zeit für sich. Nutzen Sie Gelegenheiten zur Bewegung.

Bessere Kommunikation: Bessere Kommunikation und auf eigene Bedürfnisse zu achten, ist ebenfalls ein möglicher Aspekt, um sich besser wahrzunehmen. Dafür eignen sich besonders Ich-Botschaften. Meistens greifen wir bei einem Streit zum direkten Angriff oder verstecken uns hinter „man"-Aussagen. Versuchen Sie, bei einer Diskussion zu äußern, wie Sie sich fühlen, statt die Person anzusprechen. So sprechen Sie über Ihre

eigenen Gefühle und machen Ihrem Gegenüber keine Vorwürfe, um die Abwehrreaktion herauszufordern. Sie müssen nein sagen, wenn Sie es meinen. Wenn Ihr Bauchgefühl Ihnen sagt, dass Sie etwas ablehnen sollen, dann folgen Sie ihm.

Die innere Stabilität

VERWUNDBARKEIT IN STÄRKE UMWANDELN

Verwundbarkeit ist nicht immer etwas Negatives. Ihnen sollte erst klar sein, dass Sie etwas daran ändern können. Nur, weil etwas nicht schnell zu erreichen ist, bedeutet dies nicht, dass es unmöglich ist. Sogar Forscher gingen bisher davon aus, dass Persönlichkeitsmerkmale starr seien, sich also nicht verändern. Doch Forscher der Universitäten Münster, Mainz und Leipzig konnten nachweisen, dass sich Charakterzüge im Laufe des Lebens verändern. Nur

passiert dies nicht von allein, daran müssen Sie viel arbeiten.

Die Expertin der Kommunikation und Psychologie, Barbara Berckhan, schrieb eine Anleitung für vulnerable Menschen. Damit wollte sie den Menschen helfen, sich die Seele nicht zu verletzen. Hierbei handelt es sich um Menschen, die beleidigenden Worten oder unhöflichem Verhalten nicht standhalten können. Sie sagte, dass, wenn im Leben Steine an den Weg gelegt werden, man einen „Panzer" anlegen muss.

Man muss also lernen, in gewissen Situationen stark zu bleiben, nie aufzugeben und nicht immer das Negative zu sehen.

Sie müssen also eine innere Stabilität finden, welche Sie an ärgerliche und unangenehme Situationen mit Gelassenheit und Ruhe angehen lässt.

DAS PROBLEM ERKENNEN

Wenn man vulnerabel ist, dann wird man in manchen Situationen paranoid. Das mag vielleicht nicht ganz richtig klingen, doch im Endeffekt ist das so. Ein Beispiel dafür könnte sein, dass es Ihnen schlecht geht, wenn jemand etwas sagt oder

tut, was Sie nicht möchten. Sie verstehen in dem Moment vielleicht etwas ganz anderes als das, was eigentlich gemeint wird, und versuchen, alles zu interpretieren.

Der italienische Psychotherapeut Francesco Aquilar sagt, dass ein vulnerabler Mensch sich im Normalfall nicht im Klaren ist, dass er es ist. Grund dafür sind die eigenen Emotionen, welche ein vulnerabler Mensch nicht erkennt und die Beherrschung nicht besitzt, diese zu steuern.

Sie müssen somit lernen, Situationen durchzustehen, ohne diese zu sehr an sich heranzulassen. Versuchen Sie, Ihre Schwachstellen zu finden. Suchen Sie nach einer anderen Bedeutung für das, was um Sie herum passiert, und agieren Sie im Klaren.

Oft sind Sie zu sehr involviert in das, was Sie tun, und Sie merken es nicht. Nehmen Sie sich eine Pause, um nachzudenken, ob Ihnen die Situation wirklich wichtig ist. Wenn Sie lernen, eine Auswahl zwischen den Dingen zu treffen, die Ihnen wichtig sind, und den weniger wichtigen Dingen, werden Sie den Wert vieler Dinge reduzieren!

Versuchen Sie, egal in welchen Situationen, die positiven Aspekte zu wählen, und konzentrieren Sie sich einzig und allein darauf. Das wird Ihnen dabei helfen, nicht alles schwarzzusehen, mit dem Effekt, Ihre emotionale Reaktion zu verlangsamen.

Und wenn mal wirklich alles schiefläuft, was natürlich auch passieren kann, denn so ist das Leben leider manchmal, dann versuchen Sie nicht, das zu unterstreichen, was schlecht läuft. Am Ende können Sie es sowieso nicht ändern. Außerdem verschlimmert es nur die schlechte Laune.

Ihre Vulnerabilität hängt davon ab, dass Sie nicht an sich glauben. Es ist jedoch wichtig, dass Sie wissen, nicht allein damit zu sein. Es gibt so viele Menschen, die nicht an sich selbst glauben, das kann man aber durchaus ändern!

Ein großer Nachteil dieser Selbstzweifel ist, dass Sie in den Worten und Gesten anderer Menschen lesen, wie wenig wertvoll Sie sind. Dabei handelt es sich meistens um keinerlei Urteil!

FEHLER SIND NICHT NEGATIV

Keiner von uns ist perfekt, jeder von uns hat seine Fehler. Wichtig ist es jedoch, dass wir nicht alles

an unserem Charakter negativ sehen, sondern versuchen, das Negative in uns zu verstehen und zu ändern. Es gibt sogar Situationen in unserem Leben, an denen unsere Fehler uns helfen.

Sie müssen versuchen, aus Ihrer Vulnerabilität einen Stärkepunkt zu machen, dafür gibt es eine sehr gute Übung.

Für diese Übung benötigen Sie 6 Papierstückchen und einen Stift. Wenn Sie das haben, setzen Sie sich hin und denken über Ihr Leben nach. Überlegen Sie, welche Dinge Sie an sich selbst am meisten stören, und schreiben Sie diese auf. Danach schreiben Sie 3 Charakterzüge, die Sie an sich mögen. Ihnen wird es sicherlich viel schwerer fallen, die guten Dinge zu finden, das ist bereits die erste Herausforderung bei dieser Übung.

Nachdem auch dies erledigt ist, nehmen Sie sich einen Behälter, falten die Papierstücke zusammen und geben diese in den Behälter.

Nehmen Sie danach ein Papierstück nach dem anderen aus dem Behälter raus und denken Sie bei jedem Charakterzug, den Sie aufgeschrieben haben, kurz nach. Denken Sie an eine Situation in Ihrem Leben, in der dieser Charakterzug Ihnen

geholfen hat, und eine Situation, in der er ein Hindernis war.

Im Gegenteil zu denken, wird Ihnen dabei helfen, eine andere Art und Weise des Denkens anzunehmen. Sie werden merken, dass Vor- und Nachteile im Endeffekt dasselbe sind. Das Wichtigste ist es, diese je nach Situation richtig anzuwenden.

Diese Übung wird Ihnen ein Stückchen dabei helfen, viele Dinge positiver zu sehen, denn um das zu erreichen, was Sie möchten, müssen Sie Ihre Resilienz stärken. Dafür müssen Sie jedoch erst richtig verstehen, was es überhaupt bedeutet, resilient zu sein.

Resilienz kennenlernen

WAS BEDEUTET RESILIENZ?

Das Wort an sich stammt ursprünglich aus der Wissenschaft der Materialien und weist auf die Fähigkeit eines Materials hin, verformt zu werden und in seine ursprüngliche Form zurückzukehren.

In der Psychologie hat es eine ähnliche Bedeutung. Hier geht es darum, sich Herausforderungen mit innerer Stärke und Flexibilität zu stellen. Nicht nur, indem Sie Ihre körperliche und geistige Gesundheit intakt halten, sondern auch an Widrigkeiten wachsen.

Die erste psychologische Definition für Resilienz stammt von Michael Ritter, welcher über Kinder von schizophrenen Müttern geforscht hat. Er definierte die Resilienz als „die positive Reaktion eines Subjekts auf Stress und widrige Bedingungen".

Studien haben gezeigt, dass es nicht nur eine einzige Form von Resilienz gibt. Diese hat viele unterschiedliche Dimensionen, wie beispielsweise die genetischen Veranlagungen, Umweltfaktoren und persönliche und soziale Erfahrungen.

Die Resilienz ist jedoch kein statischer Zustand. Man kann in manchen Momenten im Leben resilient sein und in anderen nicht.

DIE ASPEKTE DER RESILIENZ

Ein resilienter Mensch hat unterschiedliche Faktoren. Wie bereits erwähnt, bedeutet es jedoch nicht, dass diese Aspekte immer eingesetzt werden. Ein Mensch ist keine Maschine und kann nicht immer richtig handeln, es ist jedoch wichtig, sich zu bemühen, sich selbst in allem, was man tut, gutzutun. Resiliente Menschen haben die Fähigkeit, nicht immer alles direkt an sich heranzulassen, sehen nicht immer alles schwarz, konzentrieren sich

immer auf die positiven Dinge. Das alles hilft, sich selbst zu schützen, denn leider muss sich jeder Mensch im Leben auch mit negativen Dingen auseinandersetzen.

Optimismus gehört zu einem resistenten Menschen auf jeden Fall dazu. Sie sollten versuchen, bei Problemen an etwas zu denken, was im Leben nicht vermeidbar ist. Vergessen Sie nicht, dass Herausforderungen im Leben immer gemeistert werden können und Sie nicht immer kontrollieren, was passiert. Doch das ist auch das Schöne am Leben, dass man es nicht kontrollieren kann! Wie unglaublich langweilig wäre es denn, wenn Sie von vornherein wüssten, was als Nächstes passiert, und nie Fehler machen würden?

Für resiliente Menschen ist es ebenfalls wichtig, eine persönliche sichere Basis zu haben, also selbstbewusst zu sein und die eignen Grenzen zu kennen. Selbstbewusstsein ist für jeden Menschen wichtig, es hilft in vielen Situationen, sich nicht unterkriegen zu lassen.

Psychologische Resistenz ist ein weiterer Vorteil von resilienten Menschen. Das bedeutet, in stressigen Situationen mit gewissen Strategien zu reagieren, welche schwierige Situationen zur

Möglichkeit, etwas zu lernen, umwandeln. Jemand, der resistent ist, sieht eine schwierige Situation somit nicht als eine Herausforderung oder ein Problem.

Außerdem ist es ihnen wichtig, sich auf Dinge zu konzentrieren, die sie haben, anstatt sich auf das zu fokussieren, was ihnen fehlt. Im Endeffekt fehlt jedem von uns etwas, wenn jeder Mensch sich auf die Dinge, die er nicht hat, fokussieren würde, dann wären wir ja alle sehr unglücklich. Sie müssen also lernen, das zu schätzen, was Sie haben, und das Beste daraus machen.

RESILIENTE ELTERN UND KINDER

Falls Sie bereits ein Kind haben oder Kinder haben möchten, wird es Ihnen von Vorteil sein, wenn Sie dies lesen. Sie können erfahren, wie Sie Ihren Kindern dabei helfen können, nicht zu einem vulnerablen, sondern zu einem resilienten Menschen zu werden.

Was bedeutet es, resiliente Eltern zu sein? Es bedeutet sicherlich nicht, alles richtigzumachen, nie emotional erschöpft zu sein oder keine Schwächen zu haben. Es bedeutet ebenfalls nicht, immer

die richtige Antwort parat zu haben oder immer genau zu wissen, was zu tun ist. Eltern zu sein, ist bereits eine große Herausforderung voller neuer Abenteuer und jeder geht mit der Situation anders um. Es gibt keinen Leitfaden, um perfekte Eltern zu werden, und das ist auch gut so!

Resiliente Eltern zu sein, bedeutet also, einen Weg zu finden, indem Sie sich nicht nur auf die Vulnerabilität, die Unsicherheiten und die unangenehmen Situationen Ihres Kindes fokussieren. So findet das Kind selbst die Möglichkeiten zum Umgang auf die Widrigkeiten, welche es im Leben erfahren wird, ob große oder kleine.

Die Resilienz ist somit nicht etwas, was man einfach besitzt oder nicht, sondern eine Veranlagung, welche bereits in der Kindheit kultiviert und bevorzugt werden kann.

Dies passiert, indem Sie beispielsweise Ihrem Kind die Wichtigkeit des sozialen Lebens beibringen. Stimulieren Sie Ihr Kind, Freundschaften zu schließen, und ermutigen Sie es, für andere in schwierigen Situationen da zu sein. Sie selbst ermöglichen Ihrem Kind auf diese Weise ein familiäres und soziales Netzwerk, was dieses als Beispiel und Halt nehmen kann.

Helfen Sie außerdem Ihrem Kind, zu verstehen, dass es nicht notwendig ist, alles sofort zu erreichen. Es ist wichtig, sich für alles im Leben die Zeit zu nehmen, die man braucht, einen Schritt nach dem anderen zu gehen und sich auch manchmal eine Pause zu gönnen.

Auf diese Weise wird die Distanz zu seinen Zielen immer kürzer.

Versuchen Sie ebenfalls, alles auf eine gewisse Weise positiv zu sehen, dies müssen Sie auch Ihrem Kind so weitergeben, damit es in einer negativen Lage auch die positiven Aspekte findet, denn nur, weil etwas im ersten Moment vollständig negativ vorkommt, bedeutet es nicht, dass keine positiven Aspekte gibt. Helfen Sie Ihrem Kind zu verstehen, dass das Leben von Höhen und Tiefen gemacht ist. Eine platte Linie bedeutet nicht, dass alles gut ist, sondern das Ende vom Leben.

Lassen Sie Ihr Kind verstehen, dass die Veränderung und Neues zum Leben gehören. Das sind die Dinge, die die Möglichkeit geben, zu lernen und Wege zu neuen Zielen einzuleiten. Ebenfalls wichtig ist es, dass Sie Ihr Kind Frustrationen und Niederlagen erleben lassen, wenn es versucht, einige Ziele zu erreichen, ohne zu versuchen, ihm

bei der Lösung von Herausforderungen zu helfen. Nur auf diese Weise wird Ihr Kind bereit sein, gegen kritische Situationen im Leben anzukämpfen.

Außerdem muss Ihr Kind aus Fehlern lernen. Dafür muss es aber auch Fehler begehen. Ihr Kind sollte mit den Folgen seiner Aktionen experimentieren können. Ihre Aufgabe hier ist es einfach nur, es zu unterstützen, wenn es denkt, etwas nicht schaffen zu können.

Ein weiterer Weg der Widerstandsfähigkeit

FALLEN

Im Leben fällt man.

Dieser Satz klingt hart und macht Ihnen Angst, aber das ist ein Fakt; Sie müssen lernen, das zu akzeptieren und zu verstehen.

Fallen mag für Sie womöglich Schwäche, Angst, Traurigkeit, Verlust bedeuten, doch was könnte daran positiv sein? Stellen Sie sich diese Frage und versuchen Sie, darauf eine Antwort zu geben. Machen Sie dies bei allem, was Sie als negativ empfinden.

Fallen ist nicht immer etwas Negatives. Fallen ist nichts anderes, als einen Fehler zu machen und dafür gerade zu stehen. Was ist daran falsch? Das hilft Ihnen doch einfach nur, genau diesen Fehler nicht noch mal zu begehen.

Man fällt, man steht auf, man macht weiter. Das haben Sie doch bereits gelernt, als Sie noch ein kleines Kind waren. Jeder von uns hat das Laufen gelernt. Es war doch nichts anderes, oder? Sie haben versucht, es zu lernen, Sie sind gefallen, Sie sind wieder aufgestanden und Sie haben weitergemacht, bis Sie es gelernt haben. Sie wissen nun, wie man läuft, Sie kennen die Schritte und Sie wissen, worauf Sie achten müssen, um nicht zu fallen.

Sie versuchen immer, einen Sturz zu vermeiden. Das Leben stellt uns jedoch vor Ereignisse, an die wir nicht gewöhnt sind. Es wird noch schwieriger zu fallen, weil Sie nicht jede Situation in Ihrem Leben schon vorher kennen. Doch genau das ist der Sinn hinter dem „Lebendig-Sein".

Niemand weiß wirklich, wie belastbar er ist, bis er es einfach sein muss, dann merkt man erst, wie geübt man darin ist.

Sie müssen also üben, um widerstandsfähiger zu werden. Sie müssen keine Angst vor den

Herausforderungen haben, die Ihnen das Leben bietet, sondern damit zusammenarbeiten.

DIE FEHLERBEHANDLUNG

Ein Thema im Zusammenhang mit dem Fallen ist es, Fehler zu machen. Dies konnten Sie sicherlich zwischen den vorigen Zeilen entnehmen.

Es liegt in unserer Natur, eine fast ausschließlich negative Vorstellung von Fehlern zu haben. Aus genau diesen Grund müssen Sie eine neue Vision in Bezug auf Fehler aufbauen. Es könnte eine Ressource sein, um besser als zuvor abzuprallen und wieder aufzustehen. Sie brauchen also eine systematische Fehlerpraxis.

Neu ist die Einzigartigkeit der Widerstandsfähigkeit: Momente der Schwierigkeit können sich also vorteilhaft erweisen.

Sie werden Schwierigkeiten, ob klein oder groß, nur dann in Wachstumschancen umwandeln können, wenn Sie mit einer Einstellung an die Sache herangehen, die auf die Suche nach einer Lösung ausgerichtet ist.

In der chinesischen Sprache ist das Ideogramm „Krise" ein Symbol, das sich aus zwei

Zeichen zusammensetzt: „Gefahr" und „entscheidender Moment". Was das zweite Zeichen betrifft, so liegt es an Ihnen, es in eine „Chance" umzuwandeln.

Hier ist es eine Frage der Wahl, Ihre Entscheidungen sind diejenigen, die Sie schmieden. Es ist wissenschaftlich bewiesen, dass Entscheidungen die Gehirnstruktur und den Körper verändern. Früher galt die DNA von der Geburt an bis zum Tod als gleich. Heute ist diese epigenetisch geworden. Das bedeutet, dass jede Wahl es Ihnen ermöglicht, Gene zu aktivieren, die nur in der Potenz sind oder nicht. Sie sind da, bereit, um aktiviert zu werden, aber sie werden möglicherweise nicht lebenslang aktiviert.

Resilienz ist eine Ressource, welche unverzichtbar ist. Zumal wir seit einiger Zeit mit dem Start der Weltwirtschaft, den digitalen Innovationen, dem Internet, der Geschwindigkeit des Wandels, nicht nur mit negativen Situationen umgehen mussten, sondern auch mit einem sich schnell verändernden Kontext konfrontiert sind. Ein Kontext, in dem das Umgehen mit Fehlern und die Unsicherheit eine tägliche Herausforderung sind.

Alles verändert sich. Es verändern sich Ihre Fähigkeiten. Die Arbeit, die Sie tun, ändert sich.

DIE ENTSCHEIDUNGEN

Anführer. Dieses Wort bedeutet, sich selbst oder ein Team von einem Punkt zum anderen, dem Ziel, zu bringen. Sie müssen Ihr eigener Anführer sein. Viele Menschen hoffen, dass der beste Weg zum Ziel der kürzeste, der gerade Weg ist. So ist das nicht. In Wahrheit müssen Sie lernen, unterschiedliche Wege zu gehen, damit Sie dann, in welcher Situation auch immer, wenn Sie dazu gezwungen sind, auseinander treten und die Richtung ändern können.

Sie können das Ganze mit dem bekannten „Plan B" vergleichen. Als Sie zur Schule gegangen sind und beispielsweise entscheiden mussten, welche Ausbildung oder welches Studium Sie machen wollten, haben Sie sicherlich Ihre Eltern oder Bekannte nach einem Plan B gefragt, sollte etwas bei der ersten Entscheidung schieflaufen.

Egal, welche Entscheidung Sie in Ihrem Leben treffen, Sie müssen immer bereit für einen Plan B sein. Das bedeutet jedoch nicht, dass Sie von

vornherein davon ausgehen sollen, dass etwas schiefläuft. Versuchen Sie jedoch, immer bereit zu sein, einen neuen Weg einleiten zu können.

So werden Sie in der Lage sein, mit Unsicherheit umgehen zu können, weil Sie jeden Tag ins Chaos eintauchen, um dann die Fähigkeit zu haben, durch alle Tiefen zu kommen.

Die langfristigen Auswirkungen Ihres Handelns können nicht vorhergesagt werden, aus diesem Grund ist es besser, offen und flexibel zu sein. So wie die Natur dank der biologischen Vielfalt überlebt, ist es wichtig, eine Vielzahl von Ideen und Ansätzen zu haben. Wenn sich ein Weg schließt, hat die Natur viele anderen Wege zur Auswahl. Dies sollte Ihnen auch eine Lehre sein.

Zu wissen, wie man nur einen Weg geht, den geraden, den einfachen, ist besonders heutzutage nichts Gutes. Sie müssen daher lernen zu fallen, um die zweite Phase, also den Aufstieg, besser bewältigen zu können.

Die Basis für sinkende Vulnerabilität

SELBSTBEWUSSTSEIN STÄRKEN

Da Sie dieses Buch lesen, sind Sie sicherlich kein selbstbewusster Mensch. Warum? Das ist schon mal eine Frage, die Sie sich als Erstes stellen sollten. Gibt es wirklich nichts, was Ihnen an sich selbst gefällt? Gibt es nichts, was Sie besonders gut können? Es gibt sicherlich etwas, vielleicht brauchen Sie einfach etwas mehr Zeit, um darüber nachzudenken. Wenn Sie etwas gefunden haben, dann sind Sie bereits auf dem richtigen Weg.

Selbstbewusstsein wird in der heutigen Zeit immer mehr zu einem Problem. All diese wunderschönen Frauen mit ihren perfekten Nasen, den schönen Figuren, den weißen Zähnen, dann können diese vielleicht noch schön singen oder sich gut bewegen. All diese großen und gut gebauten Männer, die sportlich und talentiert sind. All das bekommen wir alle tagtäglich im Fernsehen, in den Zeitungen, auf Social Media zu sehen. Natürlich ist das ein riesiger Nachteil für das Selbstbewusstsein vieler Menschen.

Dabei ist Selbstvertrauen ein sehr wichtiges Element, um positiv mit anderen zu interagieren, im Studium oder auf der Arbeit erfolgreich zu sein. Wenn das fehlt, ist es einfach, vor neuen Chancen zurückzukehren oder sich von den schwierigsten Herausforderungen fernzuhalten. Selbstbewusstsein zu erlangen, ist ein sehr zeitaufwendiger Prozess, geben Sie also nicht auf, auch wenn es schwierig wird.

Doch warum ist Selbstvertrauen wirklich so wichtig? Die Antwort ist ganz einfach: Wenn Sie nicht an sich selbst glauben, warum sollten dann andere an Sie glauben?

Natürlich können Sie in Ihrem Leben auf Menschen treffen, die versuchen, Sie zu ermutigen, zumindest bis sie aufgeben, doch es gibt Bereiche, in denen man verstehen kann, wie wichtig Selbstvertrauen wird. Zum Beispiel bei Ihrer Arbeit oder in Ihrer Familie.

Eine Person, die nicht selbstbewusst ist, wir während eines Vorstellungsgespräches kaum die vielversprechendste Option sein. Diese Person mag einen reicheren und breiteren Lebenslauf haben als andere, aber ein Arbeitgeber schaut sich die Fakten an. Darüber hinaus sind Qualitäten wie Problemlösung, Produktivität, Entscheidungsbereitschaft und Verantwortung für Sie von grundlegender Bedeutung in der Arbeit, insbesondere in bestimmten Bereichen.

Wer möchte, dass ein Mitarbeiter das an andere weitergibt? Es ist selbstverständlich klar, dass es, ohne zu wissen, wie man selbstbewusst ist, nicht nur schwierig wird, ein Arbeitsziel zu erreichen, sonders es auch aufrechtzuerhalten.

In der Familie ist die Situation nicht anders, insbesondere, wenn eine erwachsene Person Sicherheitsprobleme hat. Mann oder Frau – die meisten wollen eine selbstbewusste Person neben

sich, denn Unsicherheit beinhaltet oft eine Reihe anderer Probleme im Zusammenhang mit Mangel an Selbstvertrauen und folglich bei anderen und der Schwierigkeit, Ziele zu erreichen.

Eine unsichere Person zeigt sich die meiste Zeit verdächtig, eifersüchtig, nicht vertrauenswürdig und nicht zuversichtlich. Sie will keine Entscheidungen treffen, sie hat Angst, Fehler, Verschiebungen und Abstiege zu machen.

Ein Erwachsener, der nicht selbstbewusst ist, gibt seine Unsicherheiten oft an andere ab, und wenn andere die Kinder sind, riskiert dieser, diejenigen mit seinen Wegen zu beeinflussen, die noch aufwachsen und lernen müssen.

Identifizieren Sie die Ursprünge Ihrer Unsicherheit. Um ein Problem lösen zu können, hilft es meistens, den Ursprung dieses Problems zu kennen. Episoden von Mobbing oder schlechter Kommunikation in der Familie können einen Mangel an Selbstbewusstsein nähren, der sich im Erwachsenenalter hinzieht. Versuchen Sie zu verstehen, ob Ihr mangelndes Selbstvertrauen triftige Gründe hat.

Es ist sehr wahrscheinlich, dass die Antwort ein Nein sein wird und dass Sie, indem Sie ein

wenig gesundes und aufrichtig kritisches Denken nutzen, erkennen können, dass Sie viel mehr wert sind, als Sie es zu denken gewohnt sind.

Achten Sie zuallererst auf die negativen Gedanken, die Sie täglich begleiten und Sie persönlich beeinflussen. Wenn Sie über die negativen Aspekte einer Situation nachdenken, der Sie persönlich betrifft, fragen Sie sich, ob diese der Realität entsprechen. Wenn Sie beginnen, Ihren negativen inneren Dialog zu widerlegen, werden Sie mit der Zeit in der Lage sein, Ihre Denkweise zu ändern.

Wenn Sie beispielsweise glauben, dass Sie Ihren Freunden nicht gefallen, versuchen Sie, sich zu fragen: „Ist es wirklich so? Haben sie mich nicht letzte Woche zu sich eingeladen?".

Wenn Sie davon überzeugt sind, dass Sie eine Prüfung niemals bestehen können, fragen Sie sich alternativ: „Woher kann ich das wissen? Kann ich die Zukunft vorhersagen?"

Nehmen Sie sich vor der Arbeit ein paar Minuten Zeit, um sich im Spiegel anzuschauen und sich an Ihre Qualitäten zu erinnern. Versuchen Sie, einige Vorteile über sich selbst zu erwähnen, die Ihnen bereits bewusst sind oder die Sie dazu anregen, an sich selbst zu glauben, wie

beispielsweise: „Ich habe viele wichtige Dinge in meinem Leben getan".

Es mag albern erscheinen, aber setzen Sie sich hin und fangen Sie an zu schreiben. Beginnen Sie mit 5 Dingen, die Sie an sich schätzen, und versuchen Sie, jeden Tag mehr hinzuzufügen. Wenn Ihnen nichts einfällt, versuchen Sie, einen Anreiz zu haben, Menschen anzusprechen, die Sie lieben, und fragen Sie sie, was diese besonders an Ihnen finden.

Außerdem ist Körpersprache ein starker Indikator für Selbstvertrauen. Wenn Sie mit anderen Personen interagieren, achten Sie darauf, Kopf und Kinn hochzuhalten, mit dem Rücken gerade zu bleiben und Ihrem Ansprechpartner in die Augen zu schauen. Halten Sie Ihre Hände aus Ihren Taschen und Ihre Beine in der Breite Ihrer Schulter. So zeigen Sie Ihrem Gegenüber, dass Sie selbstbewusst sind.

Möglicherweise haben Sie in einigen Lebensbereichen noch viel zu lernen. Selbstvertrauen bedeutet nicht, die eigenen Fähigkeiten zu überschätzen. Versuchen Sie stattdessen, die Aspekte zu erkennen, in denen Ihnen wahrscheinlich ein wenig fehlt, und versuchen Sie, diese zu

verbessern. Wenn Sie beispielsweise gerade einen neuen Job begonnen haben, kennen Sie definitiv nicht alle Geschäftsabläufe und Dynamiken. Verpflichten Sie sich, diese Details von Ihren Kollegen zu lernen, um Ihre Arbeit auf beste Weise zu erledigen.

Sie müssen ebenfalls beachten, mit welchen Menschen Sie sich umgeben. Negative Menschen neigen dazu, Ihr Selbstwertgefühl zu untergraben. Verbringen Sie aus diesem Grund Ihre Zeit mit Menschen, die Sie ermutigen und dazu drängen können, Ihr Bestes zu geben. Sie können merken, ob eine Person eine positive Einstellung hat, weil Sie glücklich sind, wenn Sie mit dieser Zeit verbringen und es kaum erwarten können, diese Person nochmals zu treffen. In der Regel können diejenigen, die Ihr Selbstwertgefühl beeinflussen, disqualifizierende Beobachtungen über sich selbst machen oder Sie bemerken lassen, dass Sie sinnlose Ziele haben. Sie fühlen sich wahrscheinlich leer, wenn Sie in Gesellschaft solcher Menschen sind, und Sie neigen dazu, es unwissentlich zu vermeiden. Nehmen Sie Abstand zu solchen Menschen, diese tun Ihnen und vor allem Ihrem Selbstbewusstsein nicht gut.

Lernen Sie auch, mal „Nein" zu sagen. Wenn Sie sich überfordert fühlen und keine andere Verantwortung übernehmen möchten, zögern Sie nicht, Ihre Verweigerung zum Ausdruck zu bringen. Anfangs wird es schwierig sein, aber sobald Sie mit dieser Einstellung vertraut sind, wird es Ihnen viel leichter fallen. Wenn Sie „Nein" sagen, haben Sie sicherlich oft der Eindruck, jemanden zu enttäuschen. Wenn Sie sich jedoch mit Verantwortung überlasten, fühlen Sie sich möglicherweise noch schlimmer mit dem Risiko, Ihr Selbstwertgefühl zu untergraben.

Selbstbewusstsein zu haben, bedeutet nicht, alles zu schaffen, sondern sich bewusst zu sein, dass man eben nicht alles schafft, und sich einzugestehen, wenn es zu viel wird.

Zu lernen, selbstbewusst zu sein, ist ein Ziel, dass sich jeder setzen sollte. Es ist kein einfacher Weg, doch das ist es wert! Eine selbstbewusste Person lebt das Leben leichtfertig, lässt sich nicht von schwierigen Momenten und Fehlern verstricken und weiß, wie man ohne zu viel Zögern und Verzögerung vom Denken zum Handeln übergeht. Das tut eine selbstbewusste Person, indem diese Zeit und Energie auf die profitabelste Weise nutzt.

So ist diese außerdem auch ein Bezugspunkt für andere Menschen.

GEFÜHLSSTABILITÄT

Wenn Sie eine emotionale Stabilität besitzen, können Sie Ihre Emotionen in sich behalten, ohne sich mitreißen zu lassen. Emotionale Stabilität bedeutet, den emotionalen Zustand jederzeit aufrechterhalten zu können. Es wird sicherlich Momente in Ihrem Leben geben, in denen Sie Herausforderungen haben werden, Ihre emotionale Stabilität festzuhalten, aber wenn Sie eine schwierige Zeit durchmachen, die von einem Tag zum nächsten ohne große Höhen und Tiefen geht, könnte es viel mehr als nur eine „Teufelsstimmung" sein.

Wie machen es manche Menschen, in vielen Situationen so ruhig und gelassen zu sein? Das fragen Sie sich sicherlich oft, wenn Sie genau das in einem gewissen Moment nicht können. Manchmal hat es etwas mit der Genetik zu tun und manchmal sind es bestimmte Erfahrungen, welche die Art, wie wir das Leben führen, verändern können. Es ist nicht immer einfach, das Leben zu lernen, auf einer ständigen Achterbahn zu sein, ohne

zu wissen, wie Sie sich fühlen. Um emotionale Stabilität zu erlangen, müssen Sie versuchen herauszufinden, was der beste Weg für Sie ist.

Wir empfinden oft emotionale Instabilität, wenn wir viel Stress haben, nicht wissen, wie wir mit dieser Situation umgehen sollen, was wir in unserem Leben besitzen oder wann ein Mensch uns nicht guttut. In allen diesen Situationen können Sie jedoch nur Ihr Leben stabilisieren. Der einzige Weg zur Harmonie ist es, neue Strategien zum Umgang mit Höhen und Tiefen zu erlernen.

Um Gefühlsstabilität zu erlangen, müssen Sie als Erstes lernen, Dinge loszulassen, die Sie nicht kontrollieren können. Es ist nicht einfach, emotional stabil zu werden, vor allem, wenn man sehr oft außer Kontrolle gerät. Doch je mehr Sie versuchen werden, Ihr Leben zu kontrollieren, desto mehr wird Ihnen das Leben zeigen, dass Sie es nicht können.

Sie können nichts in Ihrem Leben kontrollieren. Sie können Entscheidungen treffen, etwas richtig oder falsch machen, aber Sie können nicht entscheiden, was passiert, wenn Sie diese oder jene Entscheidung treffen.

Das Ganze können Sie beispielsweise mit einer Beziehung vergleichen. Es gibt sehr viele Menschen, die einfach nicht lernen können, zu vertrauen. Sei es, weil diese mit sich selbst unzufrieden oder unsicher sind oder weil sie in anderen Beziehungen viel durchmachen mussten, was sie dazu gebracht hat, nicht mehr vertrauen zu können. Genau diese Menschen versuchen dann, die nächste Beziehung unter Kontrolle zu haben. Sie denken, dass sie den anderen Menschen auf eine gewisse Art und Weise kontrollieren können, indem sie demjenigen Dinge verbieten oder Situationen versuchen zu vermeiden, in denen genau das passieren könnte, was sie nicht möchten. Doch genauso, wie keiner von uns die Taten eines anderen Menschen kontrollieren kann, kann auch keiner von uns das Leben oder unsere eigenen Taten wirklich kontrollieren.

Sie müssen lernen, die Dinge, auf die Sie Einfluss haben, die Sie also ändern können, von den Dingen, die Sie nicht ändern können, voneinander zu unterscheiden. So verbessern Sie Ihre Konzentration und können die Dinge verwalten, die Sie glücklich machen, um emotional ausgewogen zu

sein. Wenn Sie das zulassen, dann werden Sie merken, dass es eigentlich sehr schön ist.

Reduzieren Sie Ihr Stressniveau. Bei Stress setzt Ihr Körper das Hormon Adrenalin frei. Bei viel Stress können selbst die gesündesten von uns geistig daran kaputtgehen.

Lassen Sie sich nicht zu sehr belasten, ansonsten haben Sie keine Möglichkeit, emotional stabil zu werden, wenn Sie das Gefühl haben, keine Zeit zum Ausatmen zu haben. Versuchen Sie, eine Kontrolle auf Stress zu haben, damit Sie auch die Auswirkungen des Adrenalins auf Ihren Körper kontrollieren können. Adrenalin ist ein Hormon, welches sich mit Ihrem Geist anlegt. Versuchen Sie somit, nicht jede stressige Situation zu sehr an sich heranzulassen.

Hören Sie außerdem auf, sich so viele Sorgen darüber zu machen, was die Leute denken. Das hat Ihnen bestimmt damals schon Ihre Mutter oder Ihr Vater gesagt, jeder von uns hat das sicherlich bereits einmal gehört. Sie haben keinerlei Möglichkeit, emotional stabil zu werden, wenn Sie sich immer Sorgen machen. Menschen mit einer sozialen Phobie machen sich beispielsweise so viele Sorgen darüber, was andere Menschen von ihnen denken,

dass sie nie aufhören, unerreichbare Dinge zu tun, um so zu sein, wie andere es möchten.

Es ist fast unmöglich, Emotionen zu kontrollieren, wenn Sie selbst nicht wissen, wer Sie sind. Wenn Sie Ihre emotionale Stabilität aufrechterhalten möchten, dann denken Sie nicht darüber nach, was andere Menschen denken. Im Endeffekt leben Sie Ihr eigenes Leben und niemand anderes kann besser wissen, was Sie richtig oder falsch machen.

Sie haben sicherlich auch das Problem, dass Sie versuchen, jedem irgendwie zu helfen. Nehmen Sie nicht alle Probleme der anderen auf Ihre Schultern, irgendwann wird es zu einer Last. Sie haben Ihr eigenes Gepäck zu tragen. Viele Menschen sind wie ein Schwamm. Sie saugen alle Probleme der anderen Menschen um sich herum auf.

Dies kann Ihnen jede Art von emotionalem Gepäck hinterlassen. Stellen Sie sich Emotionen wie Gepäck, welches Sie zum Flughafen mitnehmen, vor. Das ist das, was Sie in Ihrem Leben erleben: Sie tragen Ihr eigenes Gepäck und noch das von vielen anderen Menschen. Wie können Sie dann noch zu Ihrem Ziel kommen?

Wenn Sie Ihre eigenen emotionalen Herausforderungen nicht lösen können, warum sind Sie der Meinung, dass Sie dies für andere tun können? Vielleicht ist es eine gute Ablenkung, mit Ihnen selbst umgehen zu müssen, an sich selbst zu arbeiten.

Um emotional stabil werden zu können, müssen Sie noch viel mehr tun. Sie müssen auch versuchen, weniger sensibel und egozentrisch zu sein. Sie haben Schwierigkeiten, emotional stabil zu werden, weil Sie so sehr sensibel sind. Menschen, die auf sich selbst konzentriert sind, vergleichen wir oft mit jemandem, der einen abwertenden Ton hat und nur an sich selbst denkt, aber das muss es nicht sein.

Egozentrisch zu sein bedeutet, dass Sie zu sehr über sich selbst nachdenken. Dies kann in Ihnen emotional viel Chaos verursachen. Hören Sie auf, Emotionen auf alles zurückzuführen, was Sie hören oder tun.

Versuchen Sie stattdessen, Ihre eigene Priorität zu sein. Tun Sie das, was Sie glücklich macht. Zwingen Sie sich nicht, Dinge zu tun, die richtig zu sein scheinen.

Sie wissen sicherlich, dass Sie viel zu viel nachdenken. Auch damit sollten Sie besser aufhören. Hören Sie auf herauszufinden, was jemand meint, wenn er etwas sagt oder wenn Sie jemanden vor einiger Zeit mit einem spontanen Wort beleidigt haben. Sie können die Zeit nicht zurückdrehen; das, was passiert ist, ist passiert. Niemand kann das mehr ändern. Wenn Sie immer und immer wieder über alles nachdenken, tun Sie nichts anderes, als Ihre emotionale Energie zu strapazieren.

Ein letztes Problem, welches Sie lösen müssen, um emotionale Stabilität zu erlangen, ist es, sich selbst zu vergeben. Wenn Sie in Ihrem Leben Dinge getan haben, wofür Sie sich nun schuldig fühlen, sind Sie womöglich allein mit dem Gedanken dabei.

Wenn Sie einen Fehler gemacht und sich bereits dafür entschuldigt haben, dann müssen Sie es vergessen. Wie bereits erwähnt: Was passiert ist, kann nicht mehr rückgängig gemacht werden. Sie können Ihre Vergangenheit nicht mehr ändern, indem Sie versuchen, sie zu lösen. Das Einzige, was Sie damit erreichen, ist, ein noch größeres Loch zu graben, in das Sie fallen können. Wenn

Sie so sehr auf die Vergangenheit fixiert sind, wie können Sie dann etwas für die Zukunft tun?

OPTIMISMUS

Ist bei Ihnen das Glas halb voll oder halb leer? Die Antwort auf diese Frage spiegelt Ihre Einstellung zum Leben, zu sich selbst und Ihre optimistische oder pessimistische Natur. Das Leben von uns allen hat Höhen und Tiefen, wenn wir uns jedoch mit einer optimistischen Einstellung den Tiefen stellen, haben wir die Möglichkeit, unser körperliches und geistiges Wohlbefinden zu verbessern.

Optimistisch zu sein, bedeutet nicht, die Schwierigkeiten oder Herausforderungen im Leben zu ignorieren, sondern diesen anders zu begegnen. Wenn Ihre Vision von der Welt immer pessimistisch war, ist es möglicherweise nicht einfach, die Perspektive zu ändern. Mit etwas Geduld und Bewusstsein ist es jedoch immer möglich, die positiven Aspekte des Lebens hervorheben zu können.

Um Optimismus zu erlangen, ist es wichtig, dass Sie sowohl das Gute als auch das Böse in Ihrem Leben untersuchen und versuchen,

herauszufinden, wie das Sie beeinflusst hat. Optimistisch zu sein, bedeutet nicht, immer glücklich oder zufrieden sein zu müssen. Sich zufriedenzustellen, wenn Sie potenziell traumatische Erfahrungen machen, könnte sogar schädlich für Sie sein. Versuchen Sie stattdessen, sich auf die gesamte Bandbreite Ihrer Emotionen einzustellen, die durch das Leben geweckt werden, und akzeptieren Sie sowohl die positiven als auch die negativen Aspekte. Beide sind natürlich Teil der menschlichen Erfahrung.

Wenn Sie versuchen, eine bestimmte Art von Emotion zu unterdrücken, kann dies erheblichen emotionalen Stress verursachen. Vermeiden Sie es, sich auf eine einzige Art von Emotion zu konzentrieren. Alle Art von Emotionen gleichermaßen willkommen zu heißen, kann Ihnen helfen, Ihre Anpassungsfähigkeit zu verbessern. Dies wird ebenfalls Ihre Fähigkeit erhöhen, optimistisch zu sein und effektiv mit Unsicherheitssituationen umzugehen.

Mit der Zeit können negative Gefühle zu einer echten bedingungslosen Reaktion werden. Vermeiden Sie es, sich selbst die Schuld für diese Gefühle zu geben. Es hilft Ihnen nämlich nicht zu

wachsen, es ist völlig nutzlos. Wenn Sie sich selbst die Schuld für Ihre Handlungen geben, konzentrieren Sie sich nämlich ausschließlich auf die Vergangenheit.

Versuchen Sie zu bemerken, wenn solche negativen Emotionen auftreten. Ein Tagebuch zu führen, könnte in diesem Fall sehr nützlich sein, das ist Ihnen nun bereits bekannt.

Ein Tagebuch zeichnet alle Gelegenheiten auf, bei denen Sie negative Gedanken oder Gefühle erleben, und untersucht diese dann genau. Das Ziel ist es zu verstehen, auf welche andere Weise Sie auf dieselben Ereignisse reagieren können.

Stellen Sie sich beispielsweise vor, dass jemand Ihren Weg im Straßenverkehr behindert. Ihre Reaktion ist sicherlich voller Wut: Sie hupen, während Sie über diesen Fahrer schimpfen, obwohl Sie wissen, dass dieser Sie höchstwahrscheinlich nicht hören kann. Sie könnten beschreiben, was Sie in diesem Moment gefühlt haben und was Ihre Reaktion war. Beurteilen Sie Ihr Verhalten nicht als richtig oder falsch, schreiben Sie einfach die Details dessen auf, was passiert ist.

Lesen Sie an dieser Stelle Ihre Worte noch einmal, um zu analysieren, was Sie geschrieben

haben. Glauben Sie, dass Ihre Reaktion mit Ihren Werten und der Art übereinstimmt, wie Sie sein möchten? Wenn nicht, denken Sie darüber nach, wie Sie anders hätten reagieren können, und versuchen Sie auch zu verstehen, woher diese Reaktion tatsächlich kommen könnte. Vielleicht waren Sie nicht wirklich wütend auf diesen Fahrer, vielleicht hatten Sie einfach einen sehr stressigen Tag auf der Arbeit und haben Ihren ganzen Stress auf diese Person übertragen.

Vielleicht könnte Ihnen das Verständnis, weshalb Sie mit Wut reagiert haben, helfen zu erkennen, dass jeder Fehler macht, und Sie ermutigen, der anderen Person gegenüber mehr Verständnis zu zeigen, wenn sich das nächste Mal jemand Ihnen gegenüber unhöflich verhält.

Bewusstsein ist der Schlüssel zum Optimismus, da es uns dazu bringt, uns darauf zu konzentrieren, unsere Emotionen genau in dem Moment zu akzeptieren, ohne es zu beurteilen. Meistens entstehen negative Reaktionen, wenn Sie versuchen, gegen Ihre eigenen Gefühle anzukämpfen oder sich von Emotionen mitreißen lassen, bis Sie vergessen, dass Sie in der Lage sind, zu kontrollieren, wie Sie auf bestimmte Situationen reagieren.

Konzentrieren Sie sich zudem auf das Positive in Ihrem Leben. Positive Gedanken zu haben, ist nur eines der Dinge, die notwendig sind, um wirklich ein optimistischer Mensch zu sein, aber es garantiert erhebliche Vorteile für Körper und Geist.

Denken Sie jedoch daran, dass sich wahrer Optimismus von blindem Optimismus unterscheidet. Blinder Optimismus lässt Sie glauben, dass nie etwas Schlimmeres passieren kann, was wiederum zu übermäßiger Sicherheit oder Naivität führen kann. Wahrer Optimismus hingegen beschränkt sich nicht darauf, Schwierigkeiten zu ignorieren oder so zu tun, als gäbe es keine negativen Erfahrungen und Gefühle.

Optimistisch zu sein, bedeutet zu wissen, wie man die Herausforderungen erkennt, indem man sich bereit fühlt, sich ihnen zu stellen.

HANDLUNGSKONTROLLE

Selbstbeherrschung ist die Fähigkeit, die eigenen Emotionen und Handlungen zu kontrollieren.

Zu wissen, wie man die eigenen Emotionen dominiert, bedeutet, diese berühmte Selbstbeherrschung zu haben, über die jeder spricht. Nur

wenige schaffen es kaum, diese Techniken anzu-wenden, wenn nicht durch hartnäckige Übung, um Versuchungen zu widerstehen.

Haben Sie schon immer Menschen beneidet, die immer wissen, wie man in jeder Situation ru-hig bleibt? Diejenigen, die Emotionen dominieren können, als wären Sie Jongleure. Sie wissen, wie man mit Wut umgeht, und einen Moment bevor Sie etwas Falsches sagen, setzen sie ihre Impulsi-vität zurück und können wahrscheinlich auch Gründe zum Lächeln finden.

Doch wie machen sie das? Wie können sie nicht rücksichtslos reagieren, um sich Problemen zu stellen?

Wissen Sie, diese Menschen sind keine Außer-irdischen. Sie haben jedoch verstanden, was es be-deutet, Selbstbeherrschung zu haben. Sie haben wahrscheinlich ihre Selbstdisziplin erhöht, um ih-ren Charakter zu meistern.

Wir Menschen haben ein Gewissen und oft werden wir von unseren Gefühlen beeinflusst. Wir haben aber auch große Macht über sie: Wir können unsere Emotionen durch emotionale Selbstbeherrschung kontrollieren.

Willenskraft ist wichtig, um endlich Meister von sich selbst zu werden. Selbstbeherrschung bedeutet, sich auf die Ziele zu konzentrieren und in gewisser Weise eine enge Beziehung zur Bedeutung von Resilienz zu haben.

Die Menschen, die eine Willenskraft aus Stahl zu haben scheinen, sind diejenigen, die dazu neigen, sich nicht der größten Anzahl von Versuchungen auszusetzen. In der Praxis sind diese Menschen sehr gut darin, Versuchungen zu vermeiden. Viele dieser Menschen bevorzugen eine ablenkungsfreie Umgebung. Sie wollen keine Konzentrationsprobleme haben, um dann gezwungen zu sein, Lösungen für die Ablenkungen zu finden. Diese Forschung wurde von der British Psychological Society Digest durchgeführt.

Sich Ziele zu setzen, wie „Ich muss mit einer Diät beginnen" oder „Ich muss mich beherrschen", sind dazu bestimmt, zu scheitern. Stattdessen müssen Sie sich ein konkretes Ziel setzen. Je spezifischer es ist, desto besser.

Sie können also Ihre Impulse bekämpfen, indem Sie sagen: „Jetzt arbeite ich eine Stunde lang, ohne mein Handy in die Hand zu nehmen".

Ihre Selbstdisziplin zu verbessern bedeutet, Ihre Gewohnheiten zu ändern, was höchstwahrscheinlich bedeuten wird, mit einem gewissen Maß an Opfern konfrontiert zu werden.

Wenn Sie sich eine schlechte Angewohnheit abgewöhnen und neue aufbauen, müssen Sie nicht nur aktive Entscheidungen treffen, sondern auch Leiden riskieren. Ihr Gehirn versucht in jeder Hinsicht, Veränderungen zugunsten dessen zu widerstehen. Nehmen Sie dieses Gefühl des Ärgers an, das ist die Lösung dafür. Es wird etwas dauern, bis Ihre Veränderung die erhofften Ziele erreicht. Seien Sie hartnäckig und die Selbstbeherrschung wird kommen.

Ihnen sollte klar sein, dass Sie nicht jedes einzelne Handeln in Ihrem Leben unter Kontrolle haben können, das ist gar nicht möglich. Sie können jedoch versuchen, das Beste zu tun.

Resilienz erlangen

Alle oben genannten Eigenschaften gehören sicherlich nicht zu einem vulnerablen Menschen. Doch das sind all die Eigenschaften, die Sie erlernen müssen, um etwas weniger vulnerabel zu werden. Sie müssen also lernen, resilienter zu werden.

Sie müssen erkennen, was Ihre Stärken sind, auf welchen Werten Ihr Leben basiert.

In schwierigen Zeiten müssen Sie versuchen, ein gutes Selbstbewusstsein zu haben. Sie wissen nun, wie das geht. Während Sie Schmerzen oder emotionales Unwohlsein verspüren, haben Sie so die Möglichkeit, aus jeder Situation

herauszukommen, auch wenn Ihr Geist immer noch keine Lösung sieht.

Versuchen Sie herauszufinden, wie Sie Ihre Energien wiedererlangen, um sich schwierigen Zeiten besser stellen zu können. Sie haben nun gelernt, dass es für alles im Leben eine Lösung gibt. Sie müssen nur selbst danach suchen, egal, wie viel Kraft es kostet.

Sie wissen nun auch, wie Sie Ihre emotionale Belastbarkeit stärken können. Unterdrücken Sie Ihre Emotionen nicht, sondern schaffen Sie einen Raum, um diese willkommen zu heißen, ihnen zuzuhören und sie dann schließlich gehen zu lassen.

Jede Emotion hat ihren eigenen genauen Zweck und ihre eigene Funktion, insbesondere negative Emotionen. Sie sollten nicht unterdrückt, geschweige denn beurteilt werden. Sie müssen akzeptiert und gehört werden, weil sie Ihnen etwas mehr über Sie erzählen, über ein Bedürfnis, das in diesem Moment fehlt.

Wenn Sie Ihre Emotionen versuchen zu verstehen, können Sie sich sofort mit der Gegenwart verbinden, ohne über das Bedauern der Vergangenheit oder die Sorgen der Zukunft nachzudenken. Das hilft Ihnen, die Dinge so zu akzeptieren,

wie sie sind – was nicht bedeutet, aufzugeben und die Hoffnung zu verlieren, sondern zu wissen, dass dieser Moment nicht Ihr ganzes Leben definieren und bestimmen wird.

In dem Moment, indem Sie die Gegenwart mit all den Schmerzen akzeptieren, werden Sie unweigerlich auf Ihre Ressourcen zurückgreifen und den Fokus auf das verlagern, was in Ihrer Kontrolle liegt. Versuchen Sie, diese negativen Empfindungen zuzulassen, auch wenn es wehtut.

Sie haben gelernt, dass Sie sich Ziele setzen und alles dafür tun müssen, um diese zu erreichen. Vielleicht haben Sie bereits von Thomas Edison gehört, der mehr als 1.000 Versuche durchmachen musste, bevor er die Glühbirne herstellte. Sein Fall ist in die Geschichte eingegangen. Er ist ein klares Beispiel für eine Person, die ihr Ziel sehr klar vor Augen hatte, dieses bis zum Ende durchsetzte und trotz der schwierigen Momente durchhielt.

Um Ziele zu erreichen, müssen Sie auch von Menschen loslassen, die Ihnen nicht guttun. Wenn Sie sich in einem Umfeld befinden, das Sie nicht dazu anregt, Ihr Bestes zu geben, dann ist es an der Zeit, diese Menschen loszulassen.

Die Auswahl der Menschen, mit denen Sie Ihre Reise teilen können, liegt auch in Ihrer Verantwortung. Es reicht aus, auch nur eine Person zu haben: Diejenige, mit der man über alles spricht, der man vertraut, mit der man sich auch in schwierigen Momenten öffnet und teilt, sich verstanden, respektiert und stimuliert fühlt.

Wenn plötzlich etwas Schlimmes passiert, ein unerwartetes Problem oder Hindernis in Ihrem Leben auftritt, ist es unvermeidlich, Schmerzen zu spüren. Es ist ein Teil unseres Lebens, es ist natürlich, dass es so ist. Das nennt der Buddha „den ersten Pfeil".

Der zweite Pfeil entspricht all den mentalen Vermutungen, die wir als Ergebnis dessen schaffen, was uns gerade passiert. Sie fangen an zu denken: „Aber warum ich? Wie ist das möglich? Ich weiß nicht, wie ich das machen soll".
Zusammenfassend beginnen Sie, eine ganze Reihe automatischer Gedanken und Mechanismen umzusetzen, die Sie in Ihrer Situation gefangen halten, ohne die Möglichkeit zu haben, voranzukommen.

Solange Sie fest über das Problem und die Schwierigkeit nachdenken, erweitert sich das

Leben und es besteht keine Möglichkeit, eine Basis für Widerstandsfähigkeit zu schaffen.

Anstatt all Ihre Energien einzusetzen, um Ihnen noch mehr Schaden zuzufügen, sollten Sie den Fokus verschieben und dieselben Energien nutzen, um sich Ihrer Heilung zu widmen und sich vorwärtszubewegen.

Weniger vulnerabel zu sein, bedeutet daher nicht, Schmerzen verschwinden zu lassen und so zu tun, als gäbe es keine. Es bedeutet auch nicht, einen Schritt zurückzutreten oder zur Ausgangsbedingung zurückzukehren. Stattdessen bedeutet es, sich einer neuen Wachstumsmöglichkeit zu öffnen.

Die Schmerzen werden nicht vergessen, sondern in die eigene Lebensgeschichte integriert und für evolutionäre Zwecke verwendet: Aus diesem Schmerz beginnt immer mehr Licht herauszukommen, was Sie noch stärker und fähiger machen wird als zuvor.

Als Letztes müssen Sie dankbar sein. Dankbarkeit ist sehr wichtig, um eine größere Widerstandsfähigkeit zu entwickeln, denn sie hilft Ihnen zu verstehen, dass es in Wirklichkeit immer etwas Schönes gibt, wofür Sie dankbar sein können.

Das ermöglicht es Ihnen letztendlich, weniger Schwere, weniger Schmerzen zu spüren, wenn Sie durch eine schwere Zeit müssen. Weil es immer etwas Schönes gibt, auch wenn es scheint, dass es nur Dunkelheit um Sie herum gibt.

Wenn Sie von Menschen umgeben sind, die Ihnen guttun, ist es bereits ein großer Grund, dankbar zu sein. Jemanden zu haben, der uns hilft und uns in Schwierigkeiten unterstützt.

Selbst die Tatsache, trotz des wahrgenommenen Schmerzes weiterzuleben, ist eine Quelle der Dankbarkeit. Wir halten es oft für selbstverständlich, dass es uns gut geht, obwohl eigentlich das Kostbarste, was wir besitzen können, die Gesundheit ist.

Herstellung und Verlag:
BoD – Books on Demand, Norderstedt
ISBN: 9783756208470

© Stefanie Gietzen 2022
1. Auflage
Kontakt: Psiana eCom UG/ Berumer Str. 44/ 26844 Jemgum
Covergestaltung: Fenna Larsson
Coverfoto: depositphotos.com

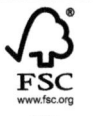

INHALT

Vulnerabilität erkennen und überwinden

Wie Sie mit gezielter Selbstwahrnehmung Ihre Resilienz verbessern, Optimismus er-lernen und Ihr Selbstbewusstsein stärken, um emotionale Freiheit zu erlangen

Stefanie Gietzen

Die Entwicklung eines Individuums erfolgt in der Regel in einer vorherbestimmten Reihenfolge und meint zugleich immer auch Veränderung. So lernt ein Baby beispielsweise erst das Krabbeln, dann eigenständig zu sitzen und zum Schluss das Laufen. Zudem entwickeln sich zuerst die Hände und Finger eines Embryos, bevor die Füße und Zehen vollständig entwickelt sind. Daher kann ein Neugeborenes zuerst greifen, bevor es laufen kann.

Die Psychologie beschäftigt sich mit dem Erleben und Verhalten eines Menschen, demnach konzentriert sich die Entwicklungspsychologie auf die Veränderungsprozesse des Erlebens und Verhaltens einer Person im Laufe der Zeit, von der Zeugung bis zum Tod, da es sich um einen andauernden, kontinuierlichen Prozess handelt. In den Fokus der Forschung rücken hierbei die Ursachen sowie die Aufgaben, mit denen das Individuum, abhängig von seiner Entwicklung, konfrontiert wird.

3 Faktoren der Entwicklung

Unsere eigene Entwicklung, neben "gewöhnlichen" Lernprozessen wie die des Laufen- und Sprechen-Lernens, unterliegt verschiedenen Einflüssen. Vererbung oder Erziehung? Diese Debatte hat sich sehr lange gehalten. Heute gehen die meisten Psychologen davon aus, dass beides eine Rolle spielt. Die Entwicklung und Persönlichkeitsbildung eines Menschen werden sowohl von der genetischen Disposition (Ausstattung), der sogenannten individuellen Anlage, also endogenen, "vorprogrammierten" Faktoren, als auch von direkten und indirekten Umwelteinflüssen, den exogenen Faktoren, beeinflusst. Hier wird zwischen der natürlichen Umwelt, der belebten Natur, der kulturellen Umwelt, der ökonomischen und der sozialen Umwelt unterschieden. Die Natur ist für das Erleben eines Kleinkinds besonders wichtig.

So begreift es zum Beispiel die Fotosynthese, wenn wir Blumen in die Sonne stellen und gießen, ohne zu wissen, dass das so heißt, wenn die Pflanzen so mithilfe von Sonnenlicht und Wasser wachsen. In der freien Natur lernt es weitere verschiedene Arten und Lebewesen kennen. Die kulturelle Umwelt ist von Traditionen geprägt. Feiert die Familie Weihnachten oder fastet sie an Ramadan?

Diese Dinge fließen in die Erziehung mit ein und vermitteln familiäre Werte oder eine gewisse Weltanschauung. Die soziale Umwelt resultiert aus Kontakten zu Freunden, den Geschwistern und anderen Schülern und Lehrern. Die ökonomische Lage der Familie, in der wir heranwachsen, ist von immer höherer Bedeutung. Sind die Eltern in der Lage, die Schulbücher und eventuell Nachhilfestunden zu finanzieren? Wird eine Stärke des Kindes in einer Sportart oder das Interesse in ein Instrument mit Privatstunden gefördert? Und noch simpler: Kann das Kind unbeschwert aufwachsen, sieht die Eltern arbeiten und lernt so, dass Ehrgeiz wichtig ist, um eine Familie zu ernähren oder wird die Kindheit von Geldsorgen der Eltern, fehlender Motivation, die Situation zu verbessern und sich dem Kind zu widmen, oder anderen Schicksalsschlägen wie Krankheiten überschattet? Welche Faktoren eine gesunde Identitätsentwicklung ausmachen, wird im Verlauf dieses Buches noch erläutert.

Doch die Entwicklung eines Menschen wird nicht nur durch die genetische Disposition und von außen erschwert oder begünstigt. Ein weiterer erheblicher Faktor, welcher bereits in der frühen Kindheit greift, ist die aktive Selbststeuerung. Das sind die Kräfte, mit denen das Individuum Entwicklungsprozesse aus dem eigenen Inneren heraus beeinflussen und sogar herbeiführen kann. Daher wird die aktive Selbststeuerung als autogener Faktor bezeichnet. Der Mensch wird in der Psychologie so seit einiger Zeit zunehmend als Mitgestalter seiner Entwicklung betrachtet, also als erkennendes und sich selbst reflektierendes Wesen, das ziel- und zukunftsorientiert handelt. Wichtig ist es jedoch zu betonen, dass keiner der erläuterten Faktoren allein für sich steht, im Gegenteil: Sie beeinflussen sich wechselseitig. Lernt ein Kind im Umgang mit seinen Geschwistern beispielsweise, dem Jüngeren zu helfen, und wird dieses Verhalten gelobt (es erfolgt also eine *positive Verstärkung*), so ist es wahrscheinlicher, dass es im weiteren sozialen Umfeld, zum Beispiel in der Schule, von sich aus anderen Schülern hilft. So kann es geschehen, dass das Kind durch aktive Selbststeuerung sogar Lehrfähigkeiten erwirbt und in der Lage ist, den Schulstoff anderen verständlich zu vermitteln.

Die Wirkung der Faktoren wird durch zwei unterschiedliche Prozesse erklärt. Zum einen sorgt Reifung für die Entwicklung eines Menschen. Reifung meint den nicht beobachtbaren Prozess der Änderung des Organismus aufgrund genetischer Faktoren, welcher unabhängig von Umwelteinflüssen geschieht. Der zweite Prozess, der in diesem Buch immer wieder eine tragende Rolle erhält, ist das Lernen. Hierbei handelt es sich um einen innerpsychischen, nicht beobachtbaren Prozess, der durch Erfahrung und Übung erfolgt – und durch den Verhalten und Erleben relativ dauerhaft erworben, verändert und gespeichert werden. Daher wird Entwicklung in erster Linie als Lernprozess verstanden.

4 Die kognitive Entwicklung als Lernprozess

Während Sigmund Freud, ein österreichischer Arzt, Tiefenpsychologe und Begründer der Psychoanalyse, den Menschen als triebgesteuertes Wesen auf der Suche nach Befriedigung und Anerkennung betrachtete, der als Kind verschiedene Phase wie die orale, anale und phallische Phase durchläuft und sich somit sehr ich-bezogen entwickelt, konzentrierte sich der schweizerische Psychologe Jean Piaget auf die kognitive Entwicklung des Menschen, bei der Umwelt-einflüsse von elementarer Bedeutung sind.

Zu den kognitiven Fähigkeiten einer Person zählen Kreativität, das Gedächtnis, die Sprach- und Lernfähigkeit und Intelligenz – also die Fähigkeit, Probleme in neuen Situationen erfolgreich zu bewältigen, ohne dass der Mensch schon einmal vor exakt demselben Problem stand und sich nur erinnern muss. Ein Mensch, der eine positive kognitive Entwicklung durchläuft, ist in der Lage, Informationen aufzunehmen, zu verarbeiten und zu speichern. Intelligente Personen sind zudem oft auf mehreren Gebieten leistungsstärker als der Durchschnitt, wie zum Beispiel im schlussfolgernden logischen Denken, im Sprachverständnis oder im Umgang mit Zahlen. Aber auch die soziale Intelligenz wie Empathievermögen, also sich in andere hineinfühlen zu können, gewinnt an immer höherer Bedeutung für die Gesellschaft.

4.1 DIE KOGNITIVE ENTWICKLUNG NACH JEAN PIAGET

Die Grundannahme Piagets ist, dass **alle lebenden Organismen drei Tendenzen** verfolgen:

1. Bereits Kinder versuchen, Umwelteindrücke ihren bestehenden Anschauungen anzupassen, das wird *Assimilation* genannt. So ist alles Runde zunächst ein Ball, Unterschiede gibt es vorerst nicht.

2. Jeder Mensch besitzt den Drang zur Organisation. So wird beispielsweise eine Gruppe bestehend aus sieben Menschen, von denen fünf bunte Haare und Piercings haben, als "Die Punks" wahrgenommen. Das hilft uns, die Umwelt in sinnhafte Einheiten zu strukturieren und unser Gehirn dabei nicht zu überfordern. Eine Form der Organisation sind *kognitive Schemata*. Lernt ein Kind mit den einfachen Worten "Wau-Wau", was ein Hund ist, so sind zunächst alle Vierbeiner Hunde.

3. Wenig später wird es jedoch feststellen, dass diese Annahme nicht stimmen kann. Wenn es sein Wissen um andere Tiere wie Katzen und Schafe erweitert,

dann wird im Kopf umstrukturiert. Dieser Anglei-
chungsprozess des Individuums an die Umweltbedin-
gungen bezeichnet Piaget als *Akkommodation.*

Der Mensch versucht also permanent, die Gegebenheiten der Umwelt an seine Überzeugungen anzupassen
und umgekehrt. Es ist das ständige Bestreben, die Außenwelt und die eigene Person in Einklang zu bringen
und ein Gleichgewicht herzustellen. Dieser andau-
ernde kontinuierliche Prozess wird *Adaption* genannt.

Diese Grundannahmen zeigen, dass Piaget den
Menschen als aktives, handelndes und wissbegieriges
Wesen ansieht und nicht als "Blackbox" oder weißes
Blatt Papier (tabula rasa), auf den Eindrücke einfach so
einprasseln und die dann ohne jegliche Wertung und
Einordnung gespeichert werden. So beschrieb John Lo-
cke Kinder Ende des 17. Jahrhunderts noch. Natürlich
können Kleinkinder ihre Umwelt noch nicht so umfas-
send strukturieren wie Ältere. Piaget unterscheidet daher **vier Phasen der kognitiven Entwicklung**:

1. Das Kleinkind eignet sich sein Wissen über die Welt
zunächst *sensomotorisch* an. Also zuerst nutzt es alle
Sinne, um seine Umwelt zu begreifen, und übt anschließend motorische Fähigkeiten wie Tasten, Greifen
oder Treten. So lassen Kinder gern Dinge fallen, um zu

hören, welches Geräusch entsteht. Als Babys verfügen sie erst nur über Reflexe. Bis sie sechs Monate alt sind, betrachten sie sich auch noch als einen Teil der Mutter und verstehen erst dann nach und nach, dass sie ein eigenständiges Wesen sind. Sie entdecken ihr Selbst mit eigenen Händen und Füßen, nach denen sie greifen, und beginnen beispielsweise, in vergossener Milch herumzuschmieren, um zu erfahren, wie sich Flüssigkeit anfühlt. Es entwickelt sich die *sensomotorische Intelligenz*. Mit etwa einem Jahr versteht das Kind, dass Gegenstände nicht weg sind, nur weil sie gerade nicht zu sehen sind, das nennt Piaget *Objektpermanenz*. Das heißt, anfangs geht Ihr Neugeborenes noch davon aus, dass der Teddy weg ist, wenn Sie ihn vor seinen Augen unter einem Kissen verstecken. Als Baby spielt das Denken noch keine Rolle, das erläuterte Entwickeln von Schemata, um Wissen zu ordnen, beginnt erst ab dem zweiten Lebensjahr.

2. Mit eineinhalb Jahren beginnt das *präoperationale Stadium* mit symbolischem oder vorbegrifflichem Denken. Das Kind entwickelt Fantasie und verleiht Objekten Leben. Es versteht, was für ein Geräusch ein Auto macht, und überträgt das "Brumm" aber auch auf andere Spielzeuge, während es damit vor- und zurückfährt. Aus Einwortsätzen werden zwei-Wort-Sätze wie

"Oh, Ball" und zwischen dem zweiten und dritten Lebensjahr erfolgt die sogenannte "Wortschatzexplosion" und es werden Sätze mit zum Teil noch falsch gebeugten Verben wie "ich bin gesitzt" gebildet. Wenn Kinder Bilder malen, dann stimmen Proportionen nicht, aber es werden Symbole gemalt, die sie mit der Person auf dem Bild verbinden. Mit vier Jahren beginnt die "Warum-Phase". Das Kind entdeckt, dass es ein erhebliches Wissen erworben hat, kennt die richtigen Begriffe und will nun kausale Zusammenhänge erkennen, um das Gelernte zu ordnen. Erst mit dem Ende dieser Phase des anschaulichen Denkens, mit sieben Jahren, endet auch der Egozentrismus des Kindes. Nun fängt es an zu verstehen, dass nicht jeder die Welt gleich wahrnimmt und seine Sicht nicht die einzig wahre ist. Das Kind entwickelt eine frühe Form der Empathie.

3. Die konkret *operationale Stufe* (sieben bis elf Jahre): Es beginnt das logische Denken. Grundschulkinder können Dinge nach Größe sortieren und aus Erfahrungen Schlussfolgerungen ziehen. Sie verstehen das Konzept der Erhaltung, zum Beispiel, wenn sie Saft in ein größeres Glas gießen, bleibt die Menge trotzdem gleich. Kleinere Kinder würden immer zum größeren Glas greifen und denken, so bekommen sie mehr Saft.

Auch wird sowohl in der Mathematik als auch im praktischen Leben deutlich, dass eine gegenteilige Handlung etwas Geschehenes rückgängig macht (plus/minus, an/aus). Das Kind kann reflektiert handeln und vorausdenken. Daher werden Spiele mit klaren Regeln nun interessant.

4. Ab einem Alter von 11 Jahren ist der Mensch in der Lage, abstrakt zu denken, Hypothesen aufzustellen und zu überprüfen, und die Jugendlichen können sich nun auch mögliche Folgen von Entscheidungen vorstellen (deduktives Denken). Das rationale logische Denken hat mit diesem *formal operativen Stadium* die höchste Stufe erreicht. Nun glauben Heranwachsende auch, immer mehr zu wissen, warum Menschen wie handeln. Wenn beispielsweise die Mutter dem Vater nur noch einsilbige Antworten gibt, geht der Heranwachsende davon aus, dass es zuvor Streit gegeben hat. Außerdem lernt der Mensch jetzt, dass er nicht das reine Abbild seiner Eltern ist, sondern ein Individuum mit unverwechselbaren Eigenschaften, Fähigkeiten und Gefühlen. Es beginnt die Ablösung von den Eltern, die Suche nach Peers (Gruppe von Gleichaltrigen) mit gleichen Interessen, zu denen eine

verantwortungsbewusste Beziehung aufgebaut wird. Kurzum: der Jugendliche entwickelt seine eigene Identität.

4.2 IDENTITÄTSBILDUNG NACH ERIK ERIKSON

Der Begriff der Identität beschreibt zum einen die einzigartige Kombination von persönlichen und damit unverwechselbaren Eigenschaften des Individuums und umfasst dabei beispielsweise den Namen, das Geschlecht und den Beruf. Auch aufgrund dieser Charakteristika lässt sich eine Person von anderen Individuen unterscheiden. In einer deutlich engeren und psychologischen Sicht beschreibt Identität aber eine einzigartige Persönlichkeitsstruktur und schließt dabei das Fremdbild ein, also das Bild, welches andere von diesem Individuum haben.

In der Jugend ist die Herausarbeitung einer eigenen Identität nach dem Psychoanalytiker Erik Homburger Erikson (1973) als Entwicklungsaufgabe zu verstehen, wobei auch die Sicht, die das Individuum von sich selbst hat (Selbstbild), von entscheidender Bedeutung ist. Damit kann man Identität auch als das Selbst verstehen, welches um eine affektive, also eine gefühlsbetonte, und eine kognitive Komponente bereichert wird. „Identität definiert eine Person als einmalig und unverwechselbar, und zwar in zweierlei Hinsicht: durch das Individuum und durch die soziale Umgebung" (Rosenbach 2005).

Die Auffassung, dass ein Kind in den ersten Lebensjahren nur ein Abbild seiner Eltern sei, ist ebenfalls von Erikson vertreten worden. Er unterteilt das Heranwachsen eines Individuums und die damit verbundene Identitätsbildung in acht Phasen und stellte die Theorie auf, dass die ersten 24 Lebensmonate entscheidend sind, weil ein Kind innerhalb dieser Zeitspanne entweder ein Urvertrauen oder ein Urmisstrauen zu den Eltern und zu seiner direkten Umgebung aufbaut. Somit wirkt sich die erste Phase darauf aus, wie zuversichtlich das Kind in die Welt blickt. Vertraut es sich selbst und anderen und hat keine Scheu, neue Dinge auszuprobieren? Oder wird es oft weinend allein gelassen und entwickelt so eine generelle Angst gegenüber Neuem?

Folgt nach dieser Lebensphase ein fast automatisch wirkendes Integrieren, zum Beispiel in der Krippe oder im Kindergarten, lässt sich dies auf eine gelungene zweite Phase, die der „Autonomie entgegen Scham und Zweifel" vom zweiten bis vierten

Lebensjahr zurückführen. Nach Erikson sollten wir ein Kind ermutigen, auf eigenen Füßen zu stehen, auch im wörtlichen Sinne, und es zugleich vor sinnlosen frühen Zweifeln schützen „Denn wenn dem Kinde die allmähliche und gelenkte Erfahrung der Autonomie und der freien Wahl vorenthalten wird (oder wenn es schon durch den Verlust des Urvertrauens geschwächt ist), so kehrt es all seinen Erkenntnis- und Forscherdrang gegen sich selbst. Es wird sich übermäßig mit sich selbst beschäftigen und so ein frühreifes Gewissen entwickeln" (Erikson 1995). Eltern erleben dieses Streben nach Autonomie oft im zweiten Lebensjahr des Kindes als sogenannte "Trotzphase". Das ist jedoch nicht nur ein Verweigern und Rebellieren gegen die Eltern, es ist der Drang, Dinge selbst zu erledigen, wie das Essen mit Messer und Gabel. Es möchte eine Wahl haben zwischen einem Apfel und einer Birne zum Beispiel. Aber natürlich steckt das Kind mit seiner Gegenwehr auch die Grenzen ab. Es will herausfinden, was es darf und was nicht. Konsequentes Aufzeigen fester Grenzen ist hier seitens der Eltern besonders wichtig. Kinder wollen Selbstwirksamkeit erfahren, daher ist es wichtig, ihnen bereits im Kleinkindalter nicht alles abzunehmen, sondern lediglich als „Entwicklungsassistent" zur Seite zu stehen. Die Pädagogin Maria Montessori formulierte diesen Grundgedanken so: „Hilf mir, es selbst zu tun. Zeige mir, wie das geht, tu es nicht für mich [...]". An dieser Stelle sei auch noch mal verdeutlicht, dass die individuelle Förderung sehr bedeutend ist, da jedes Kind unterschiedlich schnell Dinge selbst tun möchte.

Ein positives Selbstvertrauen entwickelt ein Kind nur dann, wenn es ein Urvertrauen zu den Eltern, insbesondere zu der Mutter, und zum Umfeld entwickelt hat. Dies wird in der dritten Phase „Initiative versus Schuldgefühl" gestärkt. Glaubt das Kind an die Unterstützung der Eltern und spürt es, dass die Eltern ebenso Vertrauen in ihr Kind haben, wird es zur Tatkräftigkeit und zum Initiative-Ergreifen angeregt. Das wirkt sich auch auf die spätere gesellschaftliche Rolle aus: Jemand mit starkem Selbstbewusstsein, der zum „Ausbrechen" tendiert, sei anpassungsfähiger und offener für soziale, politische und kulturelle Veränderungen.

Labile Personen wurden hingegen im Ausprobieren neuer Spiele gehemmt und während der vierten Phase "Werksinn entgegen Minderwertigkeitskomplex" beispielsweise in der Schule gemobbt oder von Lehrern ausgebremst und so konnten sich Minderwertigkeitsgefühle verankern. Daher entwickeln sie sich oftmals eher zu Opportunisten, agieren also aufgrund einer Kosten-Nutzen-Rechnung, ohne die Werte dahinter zu überprüfen, lassen sich und ihre „Normalität" nicht gern infrage stellen und reagieren darauf oft mit einem ausweichenden Verhalten und Aggression. Daraus resultiert: „Verunsichert schneller Wandel die Menschen, dann ist also zu erwarten, dass sich sehr viele auf Identitätsbestände zurückziehen – oder an ihnen festhalten – die gerade allgemein infrage gestellt werden. Verfremdung der Realität führt zur Stärkung alter Identitätsbestände" (Claessens 1991).

Oftmals haben Eltern während der Teenager-Phase ihren Kindern aber auch die Selbstfindung verboten und ihnen ihre Mentalität und Wertvorstellungen aufgezwungen. So kann es zu einer sogenannten *Rollendiffusion* kommen. Normalerweise sucht sich der Jugendliche Vorbilder und Gemeinsamkeiten im gleichaltrigen Freundeskreis und bildet so eine soziale Identität. Diese ist das Kernkonzept der Social Identity Theorie (SIT) und wird immer dann relevant, wenn eine Person selbst Mitglied einer bestimmten Gruppe ist oder sich einer Gruppe zugehörig fühlt. **Soziale Identität** wird daher in der Literatur weitestgehend übereinstimmend als der Teil des Selbstkonzeptes einer Person definiert, welches die Person aus ihrer Mitgliedschaft in einer sozialen Gruppe gewinnt. Da der

Mensch nach einem positiven Selbstbild und somit auch nach einer positiven sozialen Identität strebt, versucht er, die *In-Group* auf verschiedene Weise positiv von der *Out-Group* abzuheben, also verschiedene Formen positiver Distinktheit zu schaffen.

In diesem Zusammenhang spricht man von „*Intergroup bias*", die eigene Peer-Group wird gegenüber anderen Personen und Gruppen bevorzugt behandelt. Bias schließt Verhaltensmuster wie Diskriminierung, aber auch eine innere Haltung basierend auf Vorurteilen sowie die individuelle Kognition, also Denkmuster und Eigenschaften, mit ein, so beispielsweise auch die gefestigten Stereotype, nach denen der Mensch seine Umwelt zu strukturieren versucht.

Hier wird jedoch ein entscheidender Unterschied deutlich: Denn während Stereotype und zum Teil auch Vorurteile (auch wenn sie eine Wertung beinhalten) dazu dienen, die Welt verständlicher zu machen und zu ordnen, ist eine Diskriminierung eine in der Regel unbegründete, unfaire und wenig objektive Handlung, welche in der stärksten Form zur Unterdrückung einer Gruppe bis hin zu einem Genozid (Völkermord) führen kann, wenn diese Diskriminierung mithilfe von Propaganda in einem Land politisch und militärisch unterstützt wird. Dieses "Wir gegen die anderen" kann also im schlimmsten Fall, wenn Werte nicht hinterfragt werden, zu Fremdenhass führen. In der Regel grenzen sich Jugendliche aber nur aufgrund verschiedener Interessen und Ansichten voneinander ab und bilden Freundeskreise.

Bei der Begegnung verschiedener Erfahrungswelten stoßen zudem auch unterschiedliche Wahrnehmungstraditionen von dem, was als fremd empfunden wird, aufeinander, da die Sozialisierung, also das soziale Umfeld, in dem eine Person aufwächst, vorgibt, was „normal" und was fremdartig ist und was zur In-Group und was zur Out-Group gehört. Demzufolge sind sich Fremde oftmals auch auf unterschiedliche Weise fremd und sind sich dessen in der Regel nicht bewusst. Mit anderen Worten spielen der Kulturkreis, in dem ein Mensch aufwächst, verbunden mit Traditionen und Wertvorstellungen eine erhebliche Rolle bei der Identitätsbildung. Die letzten drei Phasen der Identitätsbildung nach Erikson werden im letzten Kapitel im Zusammenhang mit den Entwicklungsaufgaben im Erwachsenenalter erläutert. Im Folgenden soll zunächst darauf eingegangen werden, welche entscheidende Rolle die Erziehung und Vermittlung von Bildung im Leben eines Kindes spielt.

5 Erziehung als Förderung der individuellen Entwicklung

W as bedeuten die Modelle der kognitiven Entwicklung und der Identitätsbildung für die Erziehung Ihrer Kinder? Natürlich handelt es sich bei einem Modell immer nur um einen groben Verlauf, also ein Schema zur Orientierung, denn jedes Kind ist einzigartig und das Entwicklungstempo kann variieren, gerade bei

Persönlichkeitsmerkmalen wie Empathie, die zur sozialen Intelligenz gehören. Dennoch lässt sich Folgendes ableiten:

Da Neugeborene in den ersten beiden Lebensjahren das Urvertrauen aufbauen, ist es besonders wichtig, dass sie genügend Nähe und Zuwendung bekommen. Studien Anfang des 20. Jahrhunderts haben gezeigt, dass Heimkinder, die nur grundlegend versorgt, also gefüttert und gewickelt wurden, jedoch nicht auf dem Arm herumgetragen worden sind und mit denen auch nicht gesprochen wurde, verstarben oder emotional und entwicklungstechnisch einen erheblichen Schaden genommen haben. Der amerikanische Kinderarzt Dr. Harvey Karp spricht zudem in seinem Werk "Das glücklichste Baby der Welt" sogar vom fehlenden vierten Trimester. Er geht davon aus, dass Babys drei Monate zu früh und somit „unfertig" auf die Welt kommen. So erklärt er die Koliken, das Phänomen, dass manche Babys in den ersten drei Monaten "Schreianfälle" bekommen, ohne dass ihnen etwas fehlt. Sie wollen eng eingewickelt, stark geschaukelt und mit "Sch-Lauten" und einem Schnuller beruhigt werden, denn die Neugeborenen wünschen sich die Situation in der Gebärmutter zurück, denn dort haben sie sich sicher und geborgen gefühlt. Viele Babys schlafen daher nicht im stillen, dunklen Zimmer, sondern beim Staubsaugergeräusch oder im lauten Auto am besten, weil es sie an das Rauschen im Bauch der Mutter erinnert. In einigen Kulturen gibt es solche Koliken, die früher mit Bauchschmerzen erklärt worden sind, gar nicht, da die Kinder dort die ersten Monate permanent von einem Familienmitglied herumgetragen und nicht allein abgelegt werden. Ergänzend soll noch erklärt werden, dass ein Neugeborenes etwa sechs Monate braucht, um zu verstehen, dass es ein eigenständiges Wesen und nicht Teil der Mutter ist. Deswegen wird es eine Phase geben, in der das Baby oft nach den Füßen greift und so versteht "Oh, die gehören auch noch zu mir, ich bin ein ganzer Mensch".

Der Entdeckersinn geht dann beim Babybrei weiter. So spucken die Kleinen den oft wieder ein bisschen aus, um die Konsistenz auch mit den Lippen und in den Mundwinkeln zu spüren. Nach einer gewissen Zeit wird es den Löffel auch selbst nehmen wollen, um den Weg von der Schüssel zum Mund zu begreifen und seine motorischen Fähigkeiten verbessern zu können. Die erste Aufgabe der Eltern besteht also darin, dem Neugeborenen ausreichend optische, akustische und taktile (den Tastsinn betreffende) Reize zu gewähren. Also ist es in Ordnung, wenn es in die Schüssel mit dem Brei fasst, Besteck absichtlich fallen lässt, um zu hören, was für ein Geräusch dabei entsteht, und natürlich gibt es auch Spielzeuge wie "Fühlbücher" mit verschiedenen Oberflächen, Rasseln und Ähnliches.

So werden Assimilationsprozesse, also das Anpassen der Umwelt an den eigenen Organismus, gestärkt und das Kind kann nach und nach kognitive Schemata aufbauen. Heißt das, dass Kinder grundsätzlich in den ersten beiden Jahren alles dürfen, weil es ihrer kognitiven Entwicklung dient? Nein. Auch die ganz Kleinen können schon lernen, dass es einer Katze weh tut, wenn ich am Schwanz ziehe, und dass das Toastbrot nicht in die Milchtasse gehört. Außerdem könnte ich beim Besteck-Klimpern einen Unterschied machen, ob es beim Ausräumen der Spülmaschine geschieht und den Aufräumprozess gleich einbinden oder am Essenstisch, wo ich ganz klar Nein sage und aufhöre, den Löffel immer wieder aufzuheben, bis das Signal "beim Essen wird nicht gespielt" deutlich wird. Das erfordert aber Geduld und es dauert, bis das Kind so unterscheiden kann.

Des Weiteren ist es wichtig, Dinge von Anfang an zu benennen und zu erklären. Also wie in einem ständigen Monolog zu erzählen, was als Nächstes passiert. Es wird zwar dauern, bis Sie eine Antwort von Ihrem

Baby bekommen, aber so werden Gegenstände und Abläufe von Anfang an der richtigen Bezeichnung zugeordnet.

Früher ging man in der Pädagogik und Psychologie davon aus, dass nur die Mutter als konstante Bezugsperson das eigene Kind optimal fördern und so das Urvertrauen in Beziehungen und neue Erfahrungsmöglichkeiten begünstigen kann. Mittlerweile ist deutlich, dass auch Erzieher und Tagesmütter diese Rolle übernehmen können. Wichtig ist jedoch, dass es sich dabei um dauerhafte Kontaktpersonen handelt. Daher kann man das amerikanische Au-pair-Konzept auch als kritisch erachten, da die jungen Frauen oftmals nur ein Jahr bleiben und dann durch eine fremde Person ersetzt werden, denn so könnte die Fähigkeit der Kinder, später eine feste Beziehung einzugehen, negativ beeinträchtigt werden.

5.1 DIE MOTORISCHE ENTWICKLUNG – EIN ÜBERBLICK

Der Begriff Motorik bezeichnet die Gesamtheit aller Bewegungsabläufe eines Organismus. Es wird zwischen der Grobmotorik, den Bewegungen von Rumpf, Bauch, Becken, Schultern, Armen, Beinen und Kopf und der Feinmotorik, also den Bewegungen der Finger, Zehen und innerhalb des Gesichtes unterschieden.

Bereits das ungeborene Kind kann, sobald es das Stadium eines Fötus erreicht hat, Bewegungen ausüben, sich drehen, strecken und treten und sogar am Daumen nuckeln. Diese Reflexe sind Reaktionen auf einen Reiz. So beschreiben Schwangere, dass das Baby genau an der Stelle tritt, wo sie vorher draufgedrückt haben. Erste Interaktionen zwischen Mutter und Kind sind somit schon vor der Geburt des Kindes möglich. Außerdem erkennt es die Stimme der Mutter bereits im Mutterleib und auch die des Vaters, wenn der seine Hand auf den Bauch legt und mit ihm spricht oder etwas vorsingt.

Interessant bei der Entwicklung der Motorik ist zudem, dass sie von oben nach unten verläuft. Deswegen kann ein Neugeborenes auch erst den Kopf und alle Muskeln, die nahe am Gehirn sind, an- und entspannen, lernt so, den Kopf allein zu halten, bevor die Füße so trainiert sind, dass es das Gleichgewicht halten und laufen kann.

Außerdem dauert es, bis ein Baby einen Arm oder ein Bein gezielt allein bewegen kann, zunächst wird mit beiden Armen synchron geschwungen und mit beiden Beinen gleichzeitig gestrampelt.

Bis Ende des dritten Monats: Nach der Geburt bewegt das Neugeborene Arme und Beine gleichmäßig, sie sind angezogen und Hände und Füße geballt, da die Beugungsmuskeln besser gereift sind als die Streckmuskeln. Auch der Greifreflex ist schon da, wenn Hände oder Füße des Kindes berührt werden. Nach einem Monat kann es den Kopf in Bauchlage für einen Moment heben. Erst ab dem dritten Monat kann es den Kopf etwa eine Minute halten, sich auf die Unterarme stützen und besser greifen.

Bis Ende des sechsten Monats: Das Baby kann sich in Bauchlage auf die gestreckten Unterarme stützen. Es rollt sich in Rückenlage von einer Seite auf die andere, kann sitzen und mit den Armen Balance halten, stemmt die Zehen auf die Unterlage, wenn es hochgezogen wird, kann den Kopf und das Fläschchen selbst halten, es ergreift die Füße und steckt sie in den Mund und lernt so, wie bereits erwähnt, dass es von Kopf bis Fuß ein eigenständiges Wesen ist.

Bis Ende des neunten Monats lernt das Kleinstkind, sich von dem Rücken auf den Bauch zu drehen, kann sich mit einer Hand abstützen und mit der anderen ein Spielzeug greifen, beginnt zu robben und kann frei sitzen. Außerdem kann es jetzt den Scherengriff, also Dinge mit Daumen und Zeigefinger greifen. Bald darauf folgt das "richtige" Krabbeln und es kann sich aus der Bauchlage allein aufsetzen und sich aus der Rückenlage hochziehen. Dann beginnt das Baby, sich an Möbeln hochzuziehen, und es lernt zu stehen.

Wenn das Baby **ein Jahr alt** ist, ist es in der Lage, mit Hilfestellung zu laufen, und wagt auch erste Schritte allein, ohne sich festzuhalten. Ein viertel Jahr später kann es frei stehen, ohne Hilfe gehen und beginnt mit Spielen wie Bällen und Türme bauen.

Mit 18 Monaten steigt das Kind Treppen, solange es sich festhalten kann, bückt sich, ohne umzufallen, hüpft mit beiden Beinen, klettert, geht rückwärts, trinkt aus der Tasse und isst selbstständig mit dem Löffel. Bis zum Ende des zweiten Lebensjahres steigt es sogar, ohne sich festzuhalten, Treppen, kann einen Ball schießen, ohne umzufallen, schnell laufen, hüpfen und sich drehen.

Bis das Kleinkind **vier Jahre alt** ist, kann es auf Zehenspitzen gehen, um die Ecke biegen und Bewegungen abrupt beenden sowie Dreiradfahren. Zur

Einschulung ist das Kind dann in der Lage, auf einem Bein zu hüpfen, ohne Stützräder Fahrrad zu fahren, Purzelbäume zu schlagen, einen Handstand zu machen und die Feinmotorik in den Händen ist nun auch so weit, dass es den Stift zwischen Daumen und Mittelfinger halten und schreiben lernen kann.

Möglichkeiten der Förderung sind anfangs zum Beispiel, Spielzeuge etwas weiter wegzulegen, sodass das Baby dort erst «hin robben» oder krabbeln muss. Die Grobmotorik wird durch Dreirad- und später Fahrradfahren, Schwimmen und Ballspiele gefördert. Und die Feinmotorik schulen eigentlich alle Eltern zum Teil auch ganz unbewusst, indem sie mit den Kindern malen, kneten und basteln. Ab einem Alter von vier bis fünf Jahren eignet sich auch Window-Color besonders. Gerade das Malen der Konturen mit Flüssigkeit aus einer Spritzflasche erfordert eine ruhige Hand und Konzentration.

Neben Spielen und Bewegung mit Ihren Kindern hilft aber auch eine gesunde ausgewogene Ernährung, reich an Gemüse, Proteinen (Milch- und Fleischprodukte, Fisch) und Vollkornprodukten, die motorische und kognitive Entwicklung Ihres Kindes positiv zu beeinflussen.

5.2 DIE SPRACHENTWICKLUNG

Ein **Säugling** kommt in Bezug auf die Sprache nur mit einer einzigen Fähigkeit zur Welt: dem Schreien. Diese Fertigkeit ist für ihn evolutionär betrachtet lebensnotwendig, da es die Mutter so auch früher schon gehört hat, wenn sie sich weit außerhalb der Höhle befunden hat. Jede Form von Unbehagen wird durch ein lautes Schreien signalisiert.

Das klingt in der Regel herzergreifend und als schwebe das Kind in Lebensgefahr, um die Mutter mit hoher Wahrscheinlichkeit auch wirklich zu aktivieren und weil sich ein Hungergefühl, nicht einschlafen zu können oder eine volle Windel für ein Neugeborenes auch genauso anfühlt wie eine Bedrohung für das eigene Leben, da es noch nicht in Stufen des Unbehagens unterteilen und so die Intensität des Schreiens dem Ernst der Lage auch nicht anpassen kann. Zudem braucht es erst die Erfahrung, dass die Mutter immer kommt, sobald ihm etwas fehlt. Auch zu lachen oder freudig zu quietschen kann ein Säugling nach der Geburt noch nicht gleich. Diese "Lustäußerungen" lernt es erst nach einigen Wochen, da diese nicht überlebensnotwendig sind.

Bereits **nach etwa sechs Monaten** beginnt das Baby mit sogenannten Lallmonologen. Es reiht willkürlich zwei gleiche Silben aneinander wie la-la, da-da und so entsteht auch das erste Mal ma-ma und pa-pa. Diese Laute festigen sich auf zwei Arten: Wie ein kleiner Papagei wiederholt es das selbst Gesagte und ahmt sich somit selbst nach. Es wird jedoch auch versuchen, Sie zu imitieren, wenn Sie zweisilbige Worte vorsprechen. So wird der Grundstein zum Erwerb einer Sprache gelegt.

Mit circa einem Jahr beginnt das Kleinkind, Wünsche und Erkenntnisse mit Einwortsätzen auszudrücken. So kann "Ball" zum einen bedeuten, dass das Kind die Zustimmung möchte, dass es also richtig ist, dass es auf einen Ball zeigt, denn dieses Wissen über den korrekten Begriff gibt ihm das Gefühl der Macht. Es kann aber ebenso heißen, dass es den Ball mag oder mit dem Ball spielen möchte. Zeigt das Kind auf eine Katze und sagt "miau", können Sie zur Förderung der Sprachentwicklung antworten: "Genau, die Katze macht miau". Andersherum können Sie auch in Büchern auf ein Tier zeigen und fragen: Wie macht der Hund?

Durch schnelle Erfolgserlebnisse, die unbedingt gelobt werden sollten, wird so die Freude am Lernen der Sprache gefördert.

Mit 18 Monaten beginnt das Kind, Zweiwortsätze zu bilden, und wird mit "au heiß" erklären, dass es sich verbrannt hat, und "oh Katze" könnte bedeuten, dass es Katzen mag und sie streicheln möchte. Schon vor dem dritten Geburtstag wird es Verben konjugieren und Adjektive steigern. Doch da es unregelmäßige Verben gibt, wird das erlernte Denkprinzip der Analogie nicht immer aufgehen und es wird so etwas entstehen wie "ich trinkte" oder "ich war guter", statt besser. Auch interessante Neologismen (Wortneuschöpfungen) können entstehen, so wird es den Bollerwagen vielleicht "Rolli" nennen oder eine Kutsche "Pferdziehauto".

Typisch für **Kindergartenkinder** sind auch Schwierigkeiten mit den Artikeln. So wird Ihr Kind vielleicht "Guck mal ein gelber Auto" sagen. Pädagogisch wertvoll ist es dann, bei allen Korrekturen eine positive Bestätigung mitzugeben. Statt zu sagen: "Das ist falsch, es heißt gelbes Auto", kann ich den Satz einfach verbessert wiederholen: "Ja genau, da ist ein gelbes Auto", und "Das ist eine Kutsche, sie wird von Pferden gezogen, richtig". Zusätzlich sollte man von einer

Verbesserung jeden falschen Wortes absehen, da man so riskiert, dass das Kind das Gefühl bekommt, alles falsch zu sagen, und so vielleicht Hemmungen aufbaut und aus Angst, Fehler zu machen, vollständig aufhört zu sprechen und das würde die Sprachentwicklung stark beeinträchtigen. Indem Sie dem Kind vorlesen, Lieder singen und es schon im Babyalter einbeziehen und erzählen, was passiert, fördern Sie ebenso das Sprachverständnis und die falschen Konjunktionen und Steigerungen werden nur für eine kurze Phase bestehen bleiben. Zwischen dem vierten und fünften Lebensjahr erfolgt die zweite und höchste Wortschatzexplosion. Hier saugt das Kleinkind alles auf wie ein Schwamm und mit sechs Jahren ist die fundamentale Sprachentwicklung schon abgeschlossen, das Kind ist bereit für die Schule, weil es in der Lage ist, Sätze in Wörter und Wörter in Buchstaben zu zerlegen.

In der **fünften oder sechsten Klasse** lernt das Schulkind grammatikalische Regeln und ist in der Lage, die Gesetzmäßigkeiten zu verstehen, nicht nur die der Muttersprache, sondern auch beim Erwerb einer Fremdsprache.

Mit Beginn der **Pubertät** beginnt der oder die Jugendliche, Sprache bewusst einzusetzen und zu gestalten. Die Verfeinerung der Ausdrucksfähigkeit und die

Entwicklung eines eigenen Sprachstils erfolgt in der Jugend bis in das junge Erwachsenenalter hinein. Je nach beruflichem Werdegang und dem sozialen Umfeld wird der Wortschatz um Fachtermini und Fremdworte erweitert.

5.3 WARUM IST ERZIEHUNG NOTWENDIG?

Der Mensch ist das einzige Wesen, welches über einen klaren Verstand, Erinnerungs- sowie Urteils- und Reflexionsvermögen und ein Bewusstsein verfügt. Als geistiges Wesen ist er in der Lage, eigene Gedanken in eine für alle verständliche Sprache zu fassen, geplant zu handeln, Sachverhalte objektiv darzustellen und sogar sich selbst herausnehmen und objektiv zu überlegen, wie andere in einer bestimmten Situation handeln würden. Außerdem entwickelt er im Laufe seines Lebens eigene Wertmaßstäbe, nach denen er fremdes, aber auch sein eigenes Handeln kritisch beurteilt. Im Vergleich zum Tier ist er nicht im Hier und Jetzt gefangen, denn aufgrund seines Gedächtnisses kann er die Vergangenheit mit der Gegenwart vergleichen und sich daraus resultierend sogar Ziele für die Zukunft setzen.

Diese Merkmale müssen jedoch erlernt, beigebracht und trainiert werden und zeigen daher, dass der Mensch ein soziales Wesen und auf Interaktion mit anderen angewiesen ist. Von Geburt an benötigt er nicht nur Sauerstoff, Schlaf und Nahrung, sondern auch Zuwendung und Nähe. Der Mensch schafft sich und seinem Mitmenschen ein Kulturwesen, das heißt, er verändert die Umwelt nach eigenen Bedürfnissen. So werden beispielsweise Kinos und Theater gebaut, weil der Mensch sich nach Unterhaltung sehnt. Früher gab es aufgrund dieses Bedürfnisses riesige Arenen wie das Kolosseum in Rom und das gemeine Volk musste sich (Stier-) Kämpfe zur Unterhaltung des Hofes, insbesondere des Königspaares, liefern.

Ferner streben viele Menschen nach einem Sinn, manche setzen sich daher ausschließlich persönliche Ziele für ihr eigenes Leben, andere brauchen einen höheren Sinn und suchen noch stärker die Gemeinschaft und treten daher einer Religion oder einem Verein bei und geben diese Überzeugungen und Werte an ihre Kinder weiter. Dieser Kreislauf des Schaffens von Kulturräumen und der gesellschaftlichen Teilhabe macht den Menschen zum einen zum Schöpfer und zum anderen zum Produkt des Kulturwesens.

Doch in einer Gesellschaft herrschen Regeln. Ein Verstoß gegen die bestehenden Verhaltensvorschriften zieht in der Regel eine negative Konsequenz nach sich, so zum Beispiel in der Schule, da können fehlende Hausaufgaben zu einer schlechten Note führen. Nun könnte man sagen: Es gibt doch auch Schüler, denen sind schlechte Noten egal, sie sind gern Einzelgänger. Das ist ohne Vorgeschichte und prägende, zum Teil auch traumatische Erlebnisse sehr unwahrscheinlich, denn der Mensch strebt nach sozialen Kontakten und Anerkennung. Kein anderes Wesen ist daher so sehr auf Erziehung angewiesen und im Umkehrschluss aber auch in so hohem Maße erziehungsfähig. Das gilt zwar besonders aber nicht nur für Kinder und Jugendliche, denn der Mensch lernt sein Leben lang und muss sich immer wieder neuen Lebenslagen anpassen und er-worbene Verhaltensmuster überdenken. Erziehung soll zudem nicht als "Heranzüchten" von funktionie-renden, der Masse folgenden Menschen, sondern als Hilfestellung verstanden werden, ohne die es schwer bis unmöglich wäre, sich in der heutigen komplexen Welt zurechtzufinden. **Erziehung ist ein soziales Handeln, welches bestimmte Lernprozesse be-wusst und absichtlich herbeiführen und unter-stützen will, um relativ dauerhafte**

Veränderungen des Verhaltens und Erlebens, die den Erziehungszielen entsprechen, zu erreichen.

Des Weiteren wird der Mensch nicht als Mensch im humanen Sinne geboren, er ist von Natur aus noch nicht auf eine bestimmte Lebensform festgelegt. Zudem benötigt er von Geburt an eine stabile, dauerhafte und nicht abreißende emotionale Bindung zu mindestens einer Bezugsperson, die ihn zudem mit ausreichender Vermittlung von Reizen versorgt. Ohne liebevolle Zuwendung verkümmert der Mensch, wie der Psychoanalytiker René Spitz bei Kindern in Heimen und Krankenhäusern herausfand. Auch, wenn die Kinder in Sachen Ernährung und körperlicher Pflege einwandfrei versorgt wurden, so führte das Fehlen von Zärtlichkeit, Körperkontakt und Ansprache zu einer leib-seelischen Störung, die sich Hospitalismus nennt. Mangelnde emotionale Zuwendung und das folgende Fehlen einer starken Bindung zu den Eltern haben weitreichende Folgen für das spätere Leben. So fehlt ein Urvertrauen und diese Kinder werden später nur schwer feste, konstante Beziehungen aufbauen können. Zudem sind die motorischen und geistigen Fähigkeiten eingeschränkt, wenn sie erst später Sprache erlernen und nicht durch Spielzeug wie mit einer Rassel oder Knete sensomotorische Reize vermittelt bekommen haben.

An dieser Stelle ist es wichtig zu verdeutlichen, dass es innerhalb der menschlichen Entwicklung sogenannte *sensible und kritische Phasen* gibt. Während einer *sensiblen Phase* werden Verhaltensweisen dauerhaft beeinflusst und können später nur noch schwer geändert werden. Sollte in diesem bestimmten Zeitraum, in dem ein Entwicklungsschritt ansteht, keine Förderung vorliegen, ist es schwer, diesen "Rückstand" später wieder aufzuholen. Ein Beispiel ist das Streben nach Autonomie und Selbstständigkeit, welches ein Kind schon zwischen dem zweiten und dritten Lebensjahr entwickelt. Diese Selbstwirksamkeit erfährt das Kind, indem auf gewisse Verhaltensweisen ganz bestimmte Reaktionen folgen. Es lernt ferner seinen eigenen Willen kennen und versucht, die Grenzen abzustecken. Hier sollten Eltern einen goldenen Mittelweg finden. Sind Sie zu streng und unnachgiebig und verweigern Ihrem Kind nahezu jeden Willen, so fühlt sich das für das Kleinkind wie Liebesentzug an.

Halten Sie jedoch keinem kleinen Wutanfall stand und geben ab einem gewissen Punkt immer nach, so lernt das Kind, dass es nur trotzig sein muss, um seinen Willen zu bekommen. So würden Sie sich einen kleinen Tyrannen heranziehen und das Kind könnte dann später auch mit festen Regeln in der Gesellschaft, wie zum Beispiel in der Schule, Probleme haben. Wichtig sind daher feste Grenzen und Regeln, die von beiden Eltern und den Betreuungspersonen durchgesetzt werden. So erhöhen Sie sogar das Sicherheitsgefühl.

Dabei gilt: Vorzubeugen ist besser als zu bestrafen. Das Kind sollte vorab über die Regeln und mögliche Konsequenzen Bescheid wissen und vorgewarnt werden, damit es die Durchsetzung dieser nicht als Willkür erlebt. So ist es zum Beispiel sinnvoll, bereits einige Minuten, bevor Sie losfahren müssen oder bevor es Essen gibt, dem Kind schon zu sagen, dass das Spiel gleich unterbrochen werden muss. So lernt das Kind, dass es gewisse Gesetzmäßigkeiten in der Umwelt gibt. In Sachen Spiel und Spaß ist es aber zum Beispiel sinnvoll, zu fragen, was es spielen möchte, so erlebt es ein Gefühl der Selbstbestimmung und lernt, dass es die Umwelt auch mitgestalten kann. Neben der Selbstständigkeit geht man davon aus, dass Intelligenz und Musikalität ebenso in der frühen Kindheit gefördert werden sollten, um hohe Erfolge zu erzielen.

Die *kritische Phase* beschreibt einen Zeitraum, in dem bestimmte Verhaltensweisen dauerhaft festgelegt und später auch nicht mehr geändert werden können.

So sind, wie bei der Identitätsbildung erläutert, die ersten beiden Jahre im Leben eines Kindes ausschlaggebend dafür, ob es positiv in die Zukunft blickt, Vertrauen in sich und andere aufbauen und später feste, anhaltende Beziehungen führen kann. Fehlt dieses Urvertrauen, so können Versagensängste und Misstrauen sein komplettes weiteres Leben bestimmen. Ein fachliches Beispiel ist das Erlernen der Sprache. Erfolgt dies nicht bis zum 12. Lebensjahr, so wird der Mensch nie in der Lage sein, richtig zu sprechen. Diese Erkenntnisse wurden bei sogenannten Wolfskindern gewonnen. Waren die verwilderten Kinder jünger als 12 Jahre, als sie aufgenommen wurden, so konnten sie die Sprache zumindest noch anteilig lernen. Folglich sind Versäumnisse in der frühen Kindheit kaum mehr auszugleichen und die ersten Lebensjahre eines Menschen entscheiden darüber, wie lernfähig und erziehbar er später sein wird.

Weitere Folgen unzulänglicher Erziehung sind **sozial abweichende Verhaltensweisen**. Diese liegen immer dann vor, wenn ein Individuum den Anforderungen des geregelten Zusammenlebens nicht (mehr) gerecht wird und es dadurch immer wieder zu erheblichen und oft auch dauerhaften Schwierigkeiten für das Individuum und auch für sein Umfeld kommt. Sozial abweichendes Verhalten kann sich in aggressive Verhaltensweisen wie Streitsucht, Zerstörungswust und Brutalität oder in sozialen Auffälligkeiten wie kleinen Diebstählen, Schule-Schwänzen, Davonlaufen und übertriebener Ängstlichkeit äußern. Aber auch weniger auffällige Formen, die keine kriminellen Handlungen beinhalten, wie Überangepasstheit, also "es jedem recht machen zu wollen", kann ein Zeichen dafür sein, dass das Kind vernachlässigt wurde oder zu strenge Regeln zu Hause herrschen.

Wie eingangs beschrieben, besteht zwischen dem Individuum, seiner genetischen Disposition (Anlage), den Umwelteinflüssen und seiner aktiven Selbststeuerung eine wechselseitige Beziehung. Daraus ergeben sich klar auch **Grenzen für die Erziehung**. So können Eltern beispielsweise gewisse gewaltverherrlichende Fernsehprogramme verbieten, wenn das Kind diese dann aber beim Freund sieht und dazugehören möchte, so könnte das dazu führen, dass es bei einer Schlägerei auf dem Pausenhof beteiligt ist, obwohl die Eltern ihm andere Werte vermittelt haben und es vorher über keine aggressive Veranlagung verfügte.

Faktoren, die die Erziehbarkeit begünstigen, sind eine positive und emotionale Beziehung zwischen Eltern und Kind, keine zu hohen unerreichbaren

Anforderungen an das Kind, sondern hohe Wertschätzung und Verständnis, gute ökonomische Verhältnisse und ein kindgerechter Wohnbezirk. In einem Wohnblock, in dem viele Menschen aus bildungsfernen Schichten leben, ist es demnach wahrscheinlicher, dass weniger Disziplin in der Schule herrscht und die Kriminalitätsrate ist oftmals auch höher, sodass die Peer-Group (der Freundeskreis) die Entwicklung Ihres Kindes negativ beeinflussen könnte. Erziehung muss als *soziale Interaktion* verstanden werden.

Das Verhalten der Menschen beeinflusst sich wechselseitig, das heißt, dass eine Reaktion auch immer eine Gegenreaktion beeinflusst und die Verhaltensweisen so gegenseitig beeinflusst und gesteuert werden. Eine erfolgreiche Erziehung kann ohne Autorität nicht erzielt werden, denn Autorität bedeutet das Innehaben von sozialer Macht und sozialem Einfluss über eine oder mehrere Personen und Erziehung meint die Einflussnahme. Diese sollte aber sachlich begründet und legitimiert sein. Autorität meint in diesem Fall nicht, autoritär oder willkürlich zu handeln, im Gegenteil, sie sollte Achtung vor dem Kind und emotionale Wärme beinhalten und die Entwicklung seiner Persönlichkeit fördern.

5.4 AUFGABEN DER ERZIEHUNG

Eine erfolgreiche Erziehung beinhaltet immer auch die Hilfe und Unterstützung beim Erlernen der kulturellen Lebensweisen. Neben der Sprache sind das andere Formen der Verständigung, wie Mimik und Gestik, Gefühle und Ausdrucksweisen, das eigenständige Denken, Lesen und Schreiben, die Herausbildung eines Werte- und Normenbewusstseins und die geltenden Moralvorstellungen.

Mit anderen Worten prägt die Erziehung das Weltbild. Damit das Kind sein Leben später selbst gestalten kann, müssen ihm sogenannte *Soft Skills* (soziale Kompetenzen) wie Kritikfähigkeit, Kreativität, Engagement und Verantwortungsbewusstsein vermittelt werden. Es soll eine "innere Stimme" gebildet werden, die das menschliche Verhalten Ihres Kindes beeinflusst und immer mit den geltenden Verhaltensregeln abgleicht.

Die Sozialisation erfolgt also über die Ausbildung eines Gewissens und das Übernehmen sozialer Rollen (großer Bruder, Mitschüler, Freund) und die damit verbundene Erfüllung von Verhaltenserwartungen. *Sozialisation* meint also den Prozess, in dessen Verlauf sich der Mensch zu einer sozial handlungsfähigen Persönlichkeit entwickelt.

Harte Strafen und Zwänge helfen Ihrem Kind jedoch nicht dabei, sich an Ihre Wert- und Normvorstellungen zu halten. Ausreichende und umfassende Erklärungen, warum Sie sich ein bestimmtes Verhalten wünschen, sind da eher der Schlüssel zum Erfolg. Sie sollten also darauf setzen, dass Ihr Kind Einsichtigkeit lernen kann und zumindest in der Regel eine eher entspannte Erziehungsatmosphäre an den Tag legen. Außerdem sollten Sie sich bewusst sein, dass Sie als Vorbild fungieren.

Also wenn Sie Ihrem Kind erklären, dass zu teilen wichtig ist, es Sie aber ständig ertappt, wie Sie heimlich allein Schokolade essen, dann wird es Schwierigkeiten haben, das Konzept des Teilens als richtig zu verinnerlichen. Ferner ist es wichtig, das erwünschte Verhalten nicht als selbstverständlich zu betrachten, sondern mit Lob positiv anzuerkennen und so zu verstärken. Des Weiteren kann das Lernen durch Einsicht auch durch ein Rollenspiel erreicht werden. Wird beispielsweise ein Kind in der Schule gemobbt, kann es hilfreich sein, so eine Situation im Klassenverband zu simulieren und eines der verantwortlichen Kinder "zum Opfer zu machen". Wenn es diese Erfahrung, wenn auch nur in abgeschwächter Form, einmal selbst erlebt, kann dieser Perspektivwechsel dazu führen, dass es über sein Verhalten nachdenkt und andere nicht mehr so schnell abwertet und bloßstellt.

Bei der Erfüllung sozialer Rollen war bisher die Identifikation mit der Geschlechterrolle von unabdingbarer Bedeutung. Jungs haben mit Autos und Mädchen mit Puppen gespielt. Männer weinen nicht, sind stark und setzen sich durch, während Frauen empathisch und zerbrechlich sind. Diese Rollenbilder galt es früher zu stärken, damit der Junge zum Ernährer seiner späteren eigenen Familie und das Mädchen zur perfekten Hausfrau und Mutter heranwuchs. Heute wird den Kindern mehr Freiraum gewährt, da die Welt selbst auch bunter und vielschichtiger geworden ist.

Auch, wenn nur wenige Frauen Kfz-Mechatronikerinnen werden und Männer seltener in eine lange Elternzeit gehen oder in einer Kindertagesstätte arbeiten, so steht es ihnen dennoch heutzutage frei, welchen Weg sie einschlagen möchten, und oftmals wird ein alternativer Lebensweg sogar geschätzt. Außerdem werden Kinder sich dennoch an ihren Eltern und anderen Vorbildern im sozialen Umfeld zum Teil auch geschlechtsspezifisch orientieren und so spielen viele

Jungs weiterhin gern Fußball und Mädchen mögen oft Pferde.

Allerdings spielen die Medien bei der Identifikation mit Vorbildern auch eine nicht unbeträchtliche Rolle, besonders im Jugendalter. Sendungen wie Germany's Next Topmodel (GNTM) vermitteln jungen Frauen den Eindruck, dass sie ohne den "perfekten" Körper weniger wert sind und nicht anziehend auf das andere Geschlecht wirken können. Diese Sendung setzt aber in Sachen Schönheitsideal unerreichbare Maßstäbe. Gerade in der Pubertät, wo sich der Körper noch im Veränderungsprozess befindet, kann das gefährlich sein.

Viele Jugendliche fühlen sich im eigenen Körper unwohl. Insbesondere bei einer entsprechenden Veranlagung können solche Sendungen zu Essstörungen wie Anorexia nervosa (Magersucht) oder Bulimia nervosa (Ess-Brechsucht) führen. Zwei Drittel der Befragten haben innerhalb der IZI-Studie (2014/2015) angegeben, dass ihre Magersucht durch die Sendung GNTM zum Teil sogar stark beeinflusst wurde. Auch Mobbing wegen einer rundlichen Figur kann dazu führen, dass der oder die Jugendliche in den Hungerstreik tritt und magersüchtig wird oder eine Bulimie entwickelt. Solche psychischen Erkrankungen können weitere, wie eine Borderline Störung und Depressionen, begünstigen und sogar lebensbedrohlich sein.

Hier wird eine weitere Grenze von Erziehung deutlich. Zwar können Sie versuchen, auf Ihr Kind positiv einzuwirken, indem Sie andere Vorbilder geben, starke Charaktereigenschaften hervorheben und die Aufmerksamkeit auf die Berufswahl oder ein Hobby lenken. Bei Voranschreiten der Krankheit kann oftmals aber nur noch eine Therapie helfen, da Magersüchtige beginnen, sich vor Essen zu ekeln, und sich oft selbst viel dicker wahrnehmen, als sie in Wirklichkeit sind.

Anhand der vorherigen Ausführung wird deutlich, warum die Zeit der Pubertät und der Adoleszenz (Zeitspanne Pubertät bis zum 20. Lebensjahr) eine ebenfalls *kritische Phase* in der Entwicklung des Menschen ist. Die Jugendlichen trennen sich klar von ihren Eltern ab, nachdem sie ab dem 12. Lebensjahr nach und nach erkannt haben, dass sie nicht nur ein Abbild ihrer Eltern sind, und begeben sich auf die Suche nach der eigenen Identität. Sie versuchen, herauszufinden, wer und wie sie wirklich sind, denken darüber nach, wie sie zukünftig sein möchten, und stecken sich persönliche Ziele. Zudem fragen sie sich auch, wie andere

Personen sie wohl sehen und wie ihr soziales Umfeld sie haben möchten.

Die Entwicklungsaufgaben im Jugendalter bestehen also darin, den eigenen Körper zu akzeptieren, neuartige Beziehungen zum anderen oder gleichen Geschlecht aufzubauen, den beruflichen Werdegang vorzubereiten, zu lernen, verantwortlich zu handeln, die eigenen sozialen Rollen zu finden und eventuell mithilfe eigener Wertvorstellungen neu zu definieren. **Identität meint die Beschaffenheit des Selbst als einmalige und unverwechselbare Person durch die soziale Umgebung und durch das Individuum selbst.**

6 Entwicklungs- aufgaben im Erwachsenenalter

ls junger Erwachsener erreicht der Mensch den Höhepunkt seiner Leistungsfähigkeit. Die braucht er auch, ebenso wie seine Ausdauer, da er zwischen dem 18. und 30. Lebensjahr, je nachdem, ob er eine Ausbildung oder ein längeres Studium absolviert hat, ins Berufsleben einsteigt. Hier muss er sich erst zurechtfinden und wird in den nächsten Jahren Ziele und weitere Pläne für sein Leben fassen. Im Vergleich zum Jugendalter werden in der Regel zudem nun auch Partnerschaften ernsthafter eingegangen und, sofern eine feste Zweierbeziehung besteht, ein dauerhaftes Zusammenleben sowie die Gründung einer Familie angestrebt. In den nächsten Jahren versucht er, Familie und Beruf zu vereinen und soziale Beziehungen, wie zu Kollegen und nach der Familiengründung auch zu anderen Eltern, aufzubauen. Hierbei spielt das Alter, im Gegensatz zur Jugendphase, nun keine zentrale Rolle mehr, da der Mensch sich seiner Stärken mittlerweile bewusst ist und gemeinsame Interessen bei der Wahl der sozialen Kontakte noch mehr in den Fokus rücken.

In Erik Eriksons Modell der psychosozialen Entwicklung sind das die Stufen sechs bis acht. Während der Phase „Intimität und Solidarität entgegen Isolation" zwischen dem 20. und 40. Lebensjahr lösen junge Erwachsene alte Beziehungen, wie die zu den Eltern und Freundschaften, die ihnen nicht guttun, da sie so langsam verstehen, wer sie sind. Außerdem rückt die Frage in den Mittelpunkt, ob wir lieben können. So versucht jeder Mensch in dieser Zeitspanne seines Lebens, feste Bindungen einzugehen, ist er dazu nicht in der Lage, fühlt er sich isoliert.

Ab dem 40. Lebensjahr tritt der Mensch in die Phase „Generativität versus Stagnation" ein. Statt mit der eigenen Person befasst sich der Mensch nun auch mit seiner Generationsverantwortung. Er hat den passenden Beruf gefunden, nutzt seine Freizeit sinnvoll und will so die Gesellschaft konstruktiv mitgestalten und die nächste Generation an die Hand nehmen. Wenn jedoch einige frühere Konflikte in der Entwicklung nicht gelöst wurden, so kann sich in dieser Zeitspanne bis zum 65. Lebensjahr auch Pessimismus manifestieren. Kollegen und Familienmitglieder sind die wichtigsten Bezugspersonen. In der letzten Stufe „Ich-Integrität versus Verzweiflung" geht der Mensch bereits auf das Rentenalter zu.

Er beginnt, zurückzublicken und sich zu fragen, ob er seine Lebensziele erreicht hat und alles noch einmal genauso machen würde. Wenn sich eine hohe Zufriedenheit einstellt, dann ist er mit sich im Reinen und fühlt Integrität (moralische Unversehrtheit). Macht sich jedoch Verzweiflung breit, weil er feststellt, Chancen nicht ergriffen zu haben, oder ihm konstante liebevolle Beziehungen zum Partner oder der Familie nicht gelungen sind, so kann er mürrisch und frustriert werden.

Das 8-Stufen-Modell von Erik Erikson überzeugt besonders in der eingangs erläuterten Identitätsbildung. Im Erwachsenenalter ist es jedoch oftmals, insbesondere in der heutigen Zeit, schwierig, sich auf gewisse Zeitspannen für weitere Entwicklungsschritte zu berufen. Daher soll an dieser Stelle ergänzend die Maslowsche Bedürfnispyramide des amerikanischen Psychologen Abraham Maslow angeführt werden.

Die Pyramide besteht aus fünf Stufen und jeder Mensch versucht, diese von unten nach oben zu „erklimmen". Erst, wenn eine Stufe gesichert ist, wagt er den nächsten Schritt. Die ersten drei fokussieren sich dabei auf die Befriedigung von Defizitbedürfnissen. So besteht die erste Stufe darin, die physiologischen Grundbedürfnisse wie Essen, Schlafen und auch Sex zu stillen. Erst, wenn diese Dinge sichergestellt sind, also das Überleben, so strebt er nach einer soliden Arbeitsstelle mit festem Einkommen und einer eigenen Wohnung, also nach Sicherheit. Hier sei bereits darauf hingewiesen, dass nicht jeder Mensch alle Stufen zu 100 Prozent erfüllt, bevor er versucht, die nächste Ebene zu erreichen. So suchen sich einige Menschen in der heutigen Zeit beispielsweise erst einen Nebenjob, um die eigene Studentenwohnung zu bezahlen, bevor sie auf der Suche nach einem festen Sexualpartner sind. Denn erst, wenn ein festes Einkommen und der Wohnort gesichert sind, rücken die sozialen Bedürfnisse in den Mittelpunkt, wie feste Freundschaften, Partner und die große Liebe. Maslow geht also davon aus, dass der Mensch zunächst sich und seine eigene Sicherheit in den Fokus rückt sowie seine eigene Entwicklung, bevor er über die Kapazität verfügt, die Bedürfnisse anderer stärker zu berücksichtigen. Die Motivation, andere in sein Leben zu lassen, fußt dabei auf dem Bedürfnis nach einem Zugehörigkeitsgefühl. In der Berufswelt ist das die Stufe, in der die Arbeit nicht mehr nur die Rechnungen zahlt, sondern sich der Mitarbeiter auch als Teil eines großen Ganzen im Unternehmen versteht.

Wenn diese drei Stufen der Defizitbedürfnisse erklommen wurden, beginnt der Mensch, wachsen zu wollen. Bei dem ersten Wachstumsbedürfnis geht es um Anerkennung und Geltung. Im Job reicht es dem Menschen nun nicht mehr, zu wissen, dass er Teil von etwas Größerem ist, er will nun auch wichtige Aufgaben bekommen, also in seinem Job aufgehen und Freude und Erfolg dabei haben. Im privaten Bereich können diese Individualbedürfnisse befriedigt werden, wenn der Partner sein Gegenüber wertschätzt. In der obersten Stufe geht es um Selbstverwirklichung. Der Mensch möchte mit seiner Arbeit andere inspirieren, eventuell selbst eine leitende Position einnehmen und vollkommen in dem aufgehen, was er macht. Im

Privatleben möchte er daher eine Familie gründen, um sein Wissen weiterzugeben.

Die Inhalte der einzelnen Stufen können als Handlungsmotivationen betrachtet werden. Denn nur, wenn ein Bedürfnis noch nicht befriedigt ist, wird der Mensch versuchen, dies zu erreichen. Die letzte Stufe der Selbstverwirklichung wird dabei auch als unstillbare Bedürfnisse betitelt, da es immer wieder Optionen und neue Wünsche im Leben eines Menschen gibt. Ähnlich wie Piaget geht Maslow also von einem lebenslangen Lernen und Streben nach Wissen und Anerkennung aus.

7 Zusammenfassung

Jeder Mensch durchläuft sein Leben lang verschiedene Entwicklungsschritte in seinem eigenen Tempo. Er kommt jedoch mit einem „Setting" zur Welt, welches vorbestimmt, wann welche Phase an der Reihe ist. In der Entwicklungspsychologie beobachtet man die Veränderungsprozesse eines Menschen im Erleben und Verhalten. Da der Mensch ein soziales Wesen ist und sich in der Gesellschaft einfinden will, muss er durch Erziehung und die Vermittlung von Bildung gefördert werden. Nur, wenn wir unsere Kinder wie ein „Forschungsassistent" begleiten und beobachten, können wir sehen, inwieweit wir ihre Entwicklung unterstützen können. Wichtig dabei ist, dass wir ihren eigenen Willen erkennen und in einem angemessenen Rahmen zulassen, denn schon die ganz Kleinen streben nach Selbstwirksamkeit.

Sie wollen lernen, Dinge selbst zu tun, und testen ihre Grenzen aus. Um eine Regelmäßigkeit zu erkennen, werden sie vielleicht auch wiederholt gegen Regeln verstoßen, erwarten aber das gleiche Ergebnis. Daher ist es wichtig, dass Sie Regeln erklären, wenn möglich auch im Vorfeld, und dann konsequent bleiben. Das stärkt sogar das Vertrauen Ihres Kindes in Sie und seine Umwelt. Ein Urvertrauen baut das Kind schon allein dadurch auf, dass Sie kommen, sobald es schreit, und Wärme und Zuwendung schenken. Im ersten Lebensjahr agiert ein Baby nicht berechnend und schreit, um sie zu tyrannisieren, sondern weil sich alles (Hunger, Müdigkeit, volle Windel) wie eine existenzielle Not anfühlt.

Bei der Förderung der sensomotorischen und der sprachlichen Entwicklung gibt es zudem kein „zu früh". Wenn Sie feststellen, dass Ihr Kind schon mit sieben Monaten versucht, sich an einem Tisch hochzuziehen, sollten Sie höchstens Hilfestellung leisten, es aber nie daran hindern, selbst wenn es noch nicht gekrabbelt hat. Manche Kinder überspringen auch Entwicklungsstufen. Bei der Sprachentwicklung ist es hilfreich, falsche Konjugationen oder Steigerungen von Verben im ganzen Satz zu korrigieren, ohne dem Kind dabei ein schlechtes Gefühl zu vermitteln. Sätze wie: „Das ist falsch" sollten weitestgehend vermieden werden, weil das Kind sonst aus Angst etwas Falsches zu sagen zukünftig schweigt und so seine Sprachentwicklung gehemmt wird.

Die angesprochenen Regeln sind auch für das weitere Leben des Kindes, zum Beispiel in der Schule, wichtig. In dem Alter lernt es auch erstmals, dass seine Sicht nicht die einzig richtige sein muss und andere Kinder zu gewissen Themen andere Gefühle und Meinungen haben. Es erlernt Empathie. Mit Beginn der Vorpubertät weiß ein Heranwachsender, dass er nicht das reine Abbild seiner Eltern ist, und erkennt die eigenen unverwechselbaren Eigenschaften und setzt sich mit seinem Selbst und dem Fremdbild, also wie andere ihn sehen, auseinander. Es beginnt die Identitätsbildung, welche oft zu turbulenten Zeiten führt, weil die Jugendlichen sich austesten, um ihren eigenen Weg zu finden. Auch hier ist es ratsam, Experimente zuzulassen, statt ihnen die eigenen Überzeugungen aufzuzwingen. Sie müssen ihre sozialen Rollen und Wünsche für die Zukunft selbst herausfinden. Auch die Sprache wird sich hier noch verändern. Sie wird um

Worte ergänzt und ganz klares und bewusstes Stilmittel, um eigene Überzeugungen deutlich zu machen.

Im Erwachsenenalter verändert sich oftmals der Bekanntenkreis. Feste Partnerschaften und eventuell auch die eigene Familie stehen im Fokus. Kollegen mit ähnlichen Interessen werden konstante Bezugspersonen, das gleiche Alter hat im Vergleich zur Jugendphase nun weniger Gewicht. Der Mensch will sich nun im Beruf selbst verwirklichen, einer Tätigkeit nachgehen, die seiner Identität entspricht und die er mit seinen Werten vereinbaren kann, oftmals auch Verantwortung für die Gesellschaft mittragen und beispielsweise das Fußballtraining für die Kinder im Wohnort übernehmen.

Zusammenfassend ist demnach deutlich, dass der Mensch nicht „Sklave" seiner genetischen Veranlagung ist, sondern Umwelteinflüsse wie die Natur, soziale Kontakte und auch das Kulturangebot Einfluss auf die Entwicklung eines Menschen haben. Genetische Veranlagungen können eine positive oder negative Entwicklung zwar begünstigen, sind aber nie der einzige Grund, ebenso wenig wie die Eltern alleinverantwortlich sind, da der Freundeskreis, Lehrer oder die finanzielle Situation der Familie oder des gesamten Wohnviertels auch Einfluss auf die Entwicklung nehmen. Damit ein Kind an seinen Aufgaben wächst, müssen Potenziale erkannt und gefördert werden. Aufgrund seines Gewissens und Gedächtnisses ist er in der Lage, Werte zu verstehen und zu verinnerlichen.

8 Quellenverzeichnis

Bedürfnispyramide Definition und Nutzen. Unter: <https://karrierebibel.de/beduerfnispyramide-maslow/>.

B., Kirsten (2021): Eriksons Stufenmodell der psychosozialen Entwicklung einfach erklärt. Unter: <https://www.kita.de/wissen/erikson-stufenmodell/>.

Blöckenwegner/ Aiglesberger (2006): Definition Identität. Unter: <http://www.stangl.eu/psychologie/definition/Identitaet.shtml>.

Claessens, Dieter (1991): Das Fremde, Fremdheit und Identität. In: Das Fremde. Erfahrungsmöglichkeiten zwischen Faszination und Bedrohung. Opladen: Westdeutscher Verlag, S. 45-55.

Erikson, Erik H. (1995): Kindheit und Gesellschaft. Stuttgart: Klett-Cotta Verlag, S. 241-255.

Hobmair, Hermann (Hrsg.) (2002): Pädagogik. Troisdorf: Bildungsverlag EINS.

Hobmair, Hermann (Hrsg.) (2003): Psychologie. Troisdorf: Bildungsverlag EINS.

Hewstone/ Rubin/ Willis (2002): Intergroup Bias. In:
Annual Reviews Psychology, S. 575-594.

IZI: Pressemitteilung Die Sendung Germany's Next
Topmodel kann Essstörungen verstärken. Unter:
<https://www.bundesfachverbandessstoerun-
gen.de/PM_Esssto-
rung_und_GNTM_2015_end.pdf>.

Karp, Dr. Harvey (2016): Das glücklichste Baby der
Welt. München: Wilhelm Goldmann Verlag.

Schäffter, Ortfried (1991): Das Fremde. Erfahrungsmöglichkeiten zwischen Faszination und Bedrohung. Opladen: Westdeutscher Verlag.

Spektrum Akademischer Verlag Heidelberg (2000): Soziale Identität. Unter: <http://www.spekt-
rum.de/lexikon/psychologie/soziale-identi-
taet/14513>.

Textor, Martin R. (2005): Piagets Theorie der kognitiven Entwicklung. Unter: <https://www.kinder-
gartenpaedagogik.de/fachartikel/psycholo-
gie/1226>.

Herstellung und Verlag:

BoD – Books on Demand, Norderstedt

ISBN: 9783755785804

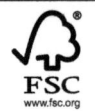